EFT macht Beziehungen glücklich

param

Übersetzung
Telse Hunter
und Günter Kieser

Dr. David Lake

EFT macht *Beziehungen* glücklich

Provokative **E**nergetische **T**herapie

oder

Warum es Männer nicht kapieren

param

Bibliografische Information der Deutschen Nationalbibliothek

Die Deutsche Nationalbibliothek verzeichnet diese Publikation in der Deutschen Nationalbibliografie; detaillierte bibliografische Daten sind im Internet über http://dnb.d-nb.de abrufbar.

Wir danken Ulrike Steinbrenner,
ohne deren Engagement es diese
deutsche Ausgabe nicht gäbe.
www.ulrikesteinbrenner.de

Alle Beschreibungen und Anleitungen in diesem Buch sind zur Selbsthilfe gedacht und bedeuten nicht notwendig, dass jedermann davon Nutzen erfährt oder allein durch eigene Bemühungen geheilt wird. EFT ist in der Praxis effektiv und die erzielbaren Resultate sind bedeutend, trotzdem mag das nicht auf jeden oder jedes spezielle Problem zutreffen. Ein schwaches Ergebnis oder schwacher Fortschritt kann bedeuten, dass professionelle Unterstützung gebraucht wird. Negative Auswirkungen sind extrem selten und wenn irgendeine emotionale Intensität in der Behandlung auftritt, ist sie gewöhnlich die Folge eines früheren oder zugrunde liegenden Problems. Auch wenn EFT in solchen Fällen von großer Hilfe sein kann, sollten Sie sich von einem professionellen Therapeuten behandeln lassen, wenn Sie andauernde oder schwerwiegende Probleme haben. EFT ist keine formell bestätigte wissenschaftliche Methode und ist deshalb von experimenteller Art ohne garantiertes Ergebnis. Die Erklärungen in diesem Buch ersetzen deshalb keinen medizinischen, psychologischen oder anderen fachlichen Rat. Der Leser ist vielmehr aufgefordert, sich seine eigene Meinung zu bilden und ggf. fachlichen Rat einzuholen. Autor und Verleger schließen ausdrücklich jegliche Haftung aus, die von den Darlegungen in diesem Buch abgeleitet werden soll.

Titelfoto © Edyta Pawlowska
Portraitfoto und Foto Seite 172 © Tanya Lake
alle anderen Fotos © Fotolia.com
Illustrationen © Carlo Socci
Gestaltung ComGraphiX, Ahlerstedt
Gesamtherstellung Finidr, Cesky Tesin

ISBN 978-3-88755-**257**-2

www.param-verlag.de

Teil 1: Überblick

Teil 2: Das Wesentliche

Teil 3: Emotional Freedom Techniques (EFT)

Teil 4: Beziehungen und EFT

Anhang

Erster Teil

Überblick

Einführung

Ein Mann muss seine Grenzen kennen.
Clint Eastwood

▶ Dies ist ein Buch für Männer. Es ist in Ordnung, wenn Frauen es lesen, aber sie sollten ihre Erwartungen nicht zu hoch schrauben, denn es geht hier nur um das Einmaleins von Beziehungen. Wenn Männer diese Grundlagen verstehen würden, wären Paare glücklicher und Scheidungsanwälte hätten weniger Arbeit.

Es ist nie zu spät, nachzuholen und zu lernen, was Frauen schon seit Jahrhunderten über Beziehungen wissen. Schließlich haben Frauen die Ehe erfunden – für Frauen und für die Familie. Männer haben den Harem erfunden.

Es gibt ein paar Themen, mit denen wir uns beschäftigen müssen, um der Frau in unserem Leben zu gefallen. Wenn wir das versäumen, werden wir sehr bald mit spitzer Zunge und einer kalten Schulter bestraft. Du willst deiner Liebsten nicht gefallen? Dann leg das Buch weg und setze dich wieder vor den Fernseher. Er wird dir in deinen einsamen alten Tagen Halt geben.

Dieser Überblick ist weder umfassend noch vollständig. Kein Sterblicher würde eine solche Aufgabe bewältigen. Menschen sind sehr verschieden, wenn wir auch bestimmten vorhersagbaren Mustern folgen. Ich muss gestehen, dass ich nicht alles über das Mysterium weiß, wie Männer und Frauen zusammenkommen und lernen, glücklich miteinander zu leben. Häufig denke ich, dass es Schicksal oder Fügung ist, was zwei Menschen zusammenführt, um eine Familie zu gründen. Doch solange wir noch auf Erleuchtung warten, können wir praktische Aufgaben anpacken und nützliche Verhaltensweisen erlernen und anwenden. In Büchern wie diesem findest du hauptsächlich die Weltanschauung des Autors wieder – deine Lebenserfahrung mag völlig anders aussehen. Ich kann auch nicht alle Arten von Beziehungen behandeln oder erschöpfend klären, wie sich Menschen gegenseitig auf die Nerven gehen. Ich hoffe, dass trotzdem etwas Hilfreiches für dich dabei herausspringt und dass es auch funktioniert.

Während wir auf Erleuchtung warten, können wir praktische Aufgaben anpacken.

Ich halte Freundschaft und Kameradschaft für das Wichtigste. Alles, was ich schreibe, solltest du unter diesem Aspekt lesen. Ideen und Glaubenssysteme stelle ich hier in einfacher Form dar, als eine Art Anleitung oder Denkanstoß. Menschen brauchen den Glauben an etwas, das größer ist als sie selbst, und Familienglück gehört auf jeden Fall dazu. Das größte Vermächtnis, das du hinterlassen kannst, sind Kinder und Freunde, die sich von dir geliebt und angenommen fühlen. Ich bin fest davon überzeugt, dass deren Beziehungen dann auch besser gelingen.

Betrachte dieses Buch als ein geistiges Büffet mundgerechter Häppchen. Das Gehirn des modernen Menschen hat nur begrenzt freien Speicherplatz, deshalb: *Small is beautiful.*

Männer wollen keine langen Abhandlungen darüber lesen, was ihnen helfen könnte, bessere Beziehungen zu haben. Sie ziehen es vor, schwere Lektüre dieser Art für später aufzusparen, wenn sie Zeit dafür finden und entspannter sind. Doch dazu kommt es nie. Ist der entspannte Moment nämlich da, sehen sie Fußball oder schlafen ein.

Wenn du aber auch meinst, dass sich alle großen Philosophien auf einen wesentlichen Kern vereinfachen lassen, dann kannst du in diesem Buch das Gegengift finden, um Spannungen in der Beziehung von Mann und Frau zu lösen oder zu vermeiden, und einen Weg Richtung Freundschaft einzuschlagen.

Ich vermute mal, dass die meisten Beziehungsratgeber von Frauen gelesen werden, weil sie Bestätigung suchen, dass die Männer schuld sind, weil sie nur Sex im Kopf haben, nicht kommunizieren können und sich nicht binden wollen. Dieses ›Wissen‹ hilft ihnen nicht, den Partner zu finden, mit dem sie leben können, aber es hilft ihnen, sich ausgenutzt zu fühlen und verbittert zu sein. Du kannst es diesen Frauen zeigen.

In der (westlichen) Kultur gibt es heute eine große Ablehnung Männern und Misstrauen Vätern gegenüber. Warum akzeptieren Männer diese Zurückweisung, ohne darüber nachzudenken? Wozu gehört man zu einer Familie, Gesellschaft oder Kultur? Jungen und Männer haben enorme Probleme, in einer solchen Welt zu leben und ihr Selbstverständnis zu finden. Sind Frauen wirklich das schwächere Geschlecht? Sie halten körperlich viel mehr aus als Männer und leben durchschnittlich deutlich länger. Auch emotional sind sie die Stärkeren.

Wenige Menschen wissen alles über Beziehungen in unserer Kultur. Ich lerne jedenfalls ständig dazu. Nur wenige finden den Schlüssel zum gemeinsamen Glück und gesicherte Fakten gibt es sowieso kaum. Jagen die Männer den Frauen nach oder laufen die Frauen den Männern hinterher? Wer geht fremd, Männer oder Frauen? Und wer häufiger? Welches Geschlecht ist unfairer oder grausamer oder gewalttätiger oder missbraucht das andere emotional mehr? Wer ist der bessere Elternteil? Wenn dies eine Männerwelt ist, warum bringen sich dann so viele Männer um? Um ihr zu entkommen (im wörtlichen Sinne, wie im übertragenen)? Ich glaube, dass keines der beiden Geschlechter überlegen ist.

Volksweisheit und gesunder Menschenverstand haben ihren Wert. Aber für Konventionen ist in meiner Welt kein Platz, wenn der Preis dafür gemeinsames Unglück ist. Wenn du in meinen weitschweifigen Ausführungen auch nur ein Körnchen Wahrheit findest, soll es gut sein. Ich würde mich sehr freuen, wenn du wenigstens eine gute Idee für dein Glücklichsein entdeckst, denn alle Ansätze haben sich in der Praxis bewährt.

Weil Frauen das größere Geschick in Herzensangelegenheiten haben, sehnen sie sich nach einer Beziehung voller Liebe, Inspiration, Treue, emotionalem Beistand, Annahme, Intensität und besonderer Verbundenheit und sie bekommen das alles auch – von ihren Freundinnen. Ein Mann, der auch nur einen Bruchteil dieser besonderen Qualitäten mitbringt, ist genauso selten wie eine Frau, die einen Mann (trotz allem) wirklich mag.

Das meiste in diesem Buch ist sexistisch und die meisten Männer und Frauen sind es auch. Mein Sexismus macht Spaß. Es gibt ungesunden und gesunden Sexismus. Ungesunder Sexismus entwertet das andere Geschlecht. In unserer Zeit haben Frauen Jagdrecht. Ohne Hemmungen und ohne Angst, zur Rechenschaft gezogen zu werden, können sie öffentlich erniedrigende und herabsetzende Bemerkungen über Männer machen. Würde ein Mann das tun, würde er damit eine Sturzflut von »politisch korrektem« Zorn entfesseln. Ein derartig ungesunder Sexismus wird niemals auszurotten sein. Und vielleicht ist das sogar gut so, weil er als Überdruckventil funktioniert. Wenn beide Geschlechter Dampf abgelassen haben, können sie beginnen, ihre Optionen in Erwägung zu ziehen.

Frauen, die sich Männern gegenüber geringschätzig verhalten, haben dasselbe Problem, wie Männer, die gegenüber Frauen geringschätzig sind. Sind Frauen sexistischer als Männer? Nein, ich denke nicht, aber knapp. Ich weiß aus eigener Erfahrung, dass sich Frauen, die männlichen Strippern hysterisch applaudieren, nichts sehnlicher wünschen, als mit ihnen über Kinderbetreuung zu sprechen.

Männer und Frauen tauschen auch immer wieder bestimmte Behauptungen und Verallgemeinerungen aus, die nicht gerade auf jahrelangen Studien und persönlicher Forschung beruhen. Doch keine Sorge, bei unseren kulturell akzeptierten Stereotypen und gepflegten Vorurteilen ist das auch so. Ein Großteil der Verhaltenspsychologie entspringt Selbstanalysen. Im Gegensatz zu vielen ›unparteiischen‹ Berichterstattern gebe ich nicht vor, die Wahrheit zu kennen. Ich beobachte nur, was geschieht, und ziehe es vor, mich auf meine Spürnase für Schwachsinn* zu verlassen. Das ist eine grobe Form von Intuition männlicher Bauart und ist enorm hilfreich, wenn ich mit New-Age-Männern spreche oder mit dem verbitterten Typ Feministin.

Hüte dich vor Menschen, die keinen Sinn für Humor haben.

Bewerte Menschen und ihr Verhalten nach den tatsächlichen Resultaten und nicht danach, was sie sagen, wie es sein sollte. Und hüte dich vor Menschen – Männern, Frauen *und* Psychologen –, die keinen Sinn für Humor haben.

In Anhang 1 und 2 habe ich einige aus dem Leben gegriffene Beispiele zusammengetragen. Wenn sich in ferner Zukunft Historiker die Frage stellen, ob wir am Anfang dieses Jahrtausends über unsere enormen Probleme gelacht haben, kann das vielleicht hilfreich sein. Selbstverständlich mache ich mich über das erniedrigende Material nicht lustig, sondern registriere es nur in wissenschaftlichem Sinn.

Das Leben ist chaotisch und Beziehungen sind es auch. Wir haben innere Programme, die Hunderttausende von Jahren alt sind. Ihr Zweck ist, die menschliche Rasse zu erhalten, und in diesem Sinne sind sie offensichtlich wirksam.

*im Orig.: *bullshit detector*

Männer wie Frauen suchen auch nach Einheit in der Verbindung mit einem Seelenpartner. Nur Therapeuten und alle, die unglücklich verliebt sind, untersuchen die erbarmungslose Macht dieser Sehnsucht nach Vereinigung. Normale Leute akzeptieren sie einfach. Deshalb haben nette Therapeuten auch Mitleid mit den Betroffenen und vereinfachen die Zusammenhänge so weit wie irgend möglich und schreiben möglichst dünne Büchlein darüber.

Beide Geschlechter haben die außerordentliche Fähigkeit, dem anderen zu helfen. Mehr als alles andere suchen wir nach Güte, Wärme und Unterstützung. Unsere gewohnheitsmäßigen Gedanken über das Leben und die Menschen werden zu unserer gelebten Realität. Das trifft besonders auf die Ehe zu. Die Welt, die wir sehen und über die wir nachdenken, wird zu der Welt, in der wir leben. Wenn du erwartest, dass Mist geschieht, dann wird Mist geschehen. Erwarte, dass sie für dich da ist (und du für sie natürlich auch), dann wird genau das geschehen.

Es hilft Frauen, wenn sie Männer wirklich mögen, doch ich weiß natürlich, dass ist heutzutage zu viel verlangt. Wahrscheinlicher ist, dass es gerade mal »eben ein Mann« ist, erträglich – unter Bedingungen.

Ich freue mich für alle idealistischen Seelen, die sich ihre Illusion von uneingeschränkter Freiheit bewahren, indem sie nicht heiraten. Damit haben sie zweifelsfrei den besten Weg gefunden, sich die Probleme eines verheirateten Paares zu ersparen. Was auch immer für Probleme du in deiner Partnerschaft hast, alle eingeschlossen, die sich einstellen können, wenn ihr Kinder bekommt und Jahre oder ein ganzes Leben miteinander verbringt, um Lösungen für all die möglichen Schwierigkeiten zu finden, über die ich in diesem Buch schreibe – zumindest diese Sorge haben Singles nicht.

Liebe ist weder männlich noch weiblich – oder gleichgeschlechtlich. Homosexuelle Partner wissen, dass ihre Homosexualität nicht der einzige Grund ihrer Probleme ist. Homosexuelle Menschen meinen oft, ihre Beziehungen untereinander seien von Intoleranz und Missverständnissen frei. Wenn sie dann eine Beziehung eingehen, kann es sein, dass sie ganz unvorbereitet mit der schrecklichen Wahrheit konfrontiert werden.

Ich weiß, dass wir anders sind, aber müssen wir ***so*** *anders sein?*

Einer der Partner kann die besondere männliche Energie (Yang) in die Beziehung einbringen und der andere die polare weibliche (Yin).* Beschäftige dich mal mit den Gedanken im Abschnitt »Gegensätze ziehen sich an.«

Dieses Buch richtet sich an Männer, die in einer Beziehung leben. Eine Beziehung ist mehr als ein Wochenende mit einer blonden Nymphomanin, die mietfrei über Papas Spirituosenladen wohnt. Eine Beziehung bedeutet, dass es beides gibt, gut und schlecht. Während das Gute gut ist, kann das Schlechte grässlich sein.

Wenn alles gut zu laufen scheint, hast du offensichtlich irgendetwas übersehen.

Ich hoffe, dieses Buch ermuntert dich, so gut es geht an deinen Problemen zu arbeiten. Selbst wenn du nicht alles hinbekommst, kann das Leben mit einem Partner, der dich wirklich liebt, gut sein. Wir alle wollen ein gutes Leben. Wir wollen es nur auf unterschiedliche Weise, zu anderen Zeiten und haben verschiedene Ausdrücke und Bedeutungen dafür.

*Ich habe nicht die Geduld, »er/sie/andere« zu schreiben oder ähnliche typographische Verrenkungen zu machen, wenn ich Partner oder Paare meine. Ich vertraue darauf, dass du verstehst, was und wie ich es meine.

Kinder wissen Bescheid

Wenn du dich nicht um Kinder kümmern willst, warum hast du dann welche?
Fiona Lake

▶ Eine Gruppe von Wissenschaftlern stellte vier- bis achtjährigen Kindern die Frage: »Was bedeutet Liebe?« Anmerkung des Autors: Eine ziemlich anspruchsvolle Materie.

- *Wenn dich jemand liebt, ist die Art, wie er deinen Namen sagt, anders. Du weißt, dass dein Name in seinem Mund sicher ist.*
  Billy, vier Jahre
- *Liebe ist, wenn ein Mädchen Parfüm antut und ein Junge sein Rasierwasser und sie gehen aus und riechen sich gegenseitig.*
  Karl, fünf Jahre
- *Wenn du jemanden liebst, gehen deine Augenwimpern rauf und runter und kleine Sterne kommen aus dir.*
  Karen, sieben Jahre
- *Seit meine Oma Arthritis hat, kann sie sich nicht mehr bücken, um ihre Fußnägel zu lackieren. Nun macht Opa das immer für sie, obwohl er auch Arthritis in den Händen hat. Das ist Liebe.*
  Rebecca, acht Jahre
- *Liebe ist, wenn du zum Essen gehst und jemandem die meisten Pommes frites gibst, ohne zu verlangen, dass er dir was von seinen abgibt.*
  Chrissie, sechs Jahre
- *Liebe ist, was dich lächeln lässt, wenn du müde bist.*
  Terri, vier Jahre
- *Liebe ist, wenn meine Mama für meinen Papa Kaffee macht und sie einen Schluck davon trinkt, bevor sie ihm davon gibt, um sicherzustellen, dass es gut schmeckt.*
  Danny, sieben Jahre

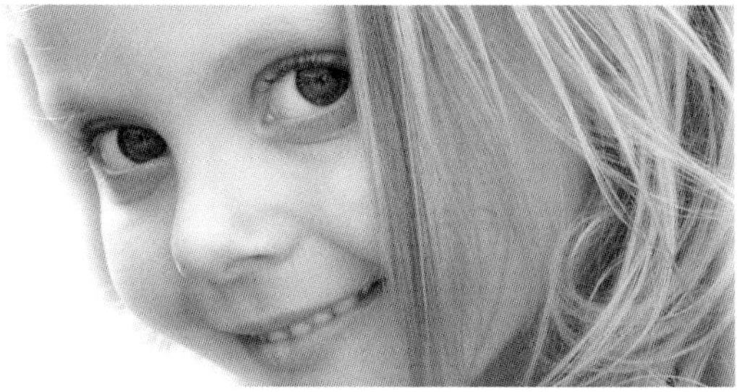

- *Liebe ist, wenn du einem Mann sagst, du findest sein Oberhemd toll, und er es dann jeden Tag anzieht.*
  Noelle, sieben Jahre
- *Liebe ist wie eine kleine alte Frau und ein alter Mann, die sich so gut kennen und doch noch Freunde sind.*
  Tommy, sechs Jahre
- *Liebe ist, wenn Mama Papa das beste Stück Hähnchen auftut.*
  Elaine, fünf Jahre
- *Liebe ist, wenn Papa verschwitzt ist und schlecht riecht und Mama trotzdem sagt, dass er besser aussieht als Robert Redford.*
  Chris, acht Jahre
- *Liebe ist, wenn Mama Papa auf der Toilette sieht und das nicht widerlich findet.*
  Mark, sechs Jahre
- *Du solltest nicht sagen: »Ich liebe dich«, wenn du es nicht wirklich fühlst. Aber wenn du es fühlst, solltest du es häufig sagen. Menschen vergessen das.*
  Jessica, acht Jahre
- *Es gibt zwei Arten von Liebe. Unsere Liebe und Gottes Liebe. Aber Gott hat beide gemacht.*
  Jenny, vier Jahre

Was du entdecken wirst

Das Leben ist viel verrückter als jede Fiktion.

- Es folgen eine Menge interessanter Sachen, die jeder junge Mann wissen sollte, die aber auch ein Auffrischkurs für alle über Vierzig sind.
- Ein Haufen wilder Behauptungen und verworrenen Denkens, die wahr sein können.
- Stereotypen über Stereotypen, über die nachzusinnen entspannend ist, selbst wenn sie nicht hundertprozentig richtig sind.
- Kram, der meine Überzeugungen wiederspiegelt und sich über widersprechende Befunde hinwegsetzt: »Störe meine gute Theorie nicht mit Fakten!«
- Einfache Lösungen für komplexe Probleme.
- Witze und Scherze.
- Eine Prise Hoffung und positives Denken.
- Wiederholungen als Vorbeugung gegen eine kurze Aufmerksamkeitspanne.
- Rat, Ermutigung und eine besondere Belohnung.

Die besondere Belohnung ist ein Abschnitt über EFT (Emotional Freedom Techniques), eine revolutionäre Methode gegen emotionalen Schmerz, die man selbst anwenden kann. Ich werde auch erklären, wie man EFT in Beziehungen nutzen kann.

Was qualifiziert mich, ein Buch über Beziehungen zu schreiben? Erstens kann ich auf fünfundzwanzig Jahre verwirrender Beobachtungen in meiner Praxis zurückblicken. Zweitens bin ich immer wieder wegen meiner eigenen Ignoranz frustriert, was mich getrieben hat, bei Leuten Hilfe zu suchen, die es besser wissen. Ihre besten Ideen habe ich in geeigneter Form für mein persönliches Wohlbefinden genutzt (schamlos gestohlen). Und drittens eine gewisse Betrübnis, dass Männer so unwissend bezüglich elementarer Grundlagen sind, gleichzeitig aber die nobelpreiswürdige Sehnsucht haben, in allen Familien der Welt möge Friede ausbrechen.

Falls du dein Wissen über Beziehungen bislang aus Schlagertexten bezogen hast oder aus dem besoffenen Mitgefühl deiner Kumpels, könnte dieses Buch eine hilfreiche Abkürzung sein, das weibliche Denken zu verstehen. Und das könntest du dann schlussendlich zu deinem eigenen Nutzen anwenden – nach einigen Gläsern ›Gesinnungswandel‹.

Im Text finden sich immer wieder Hinweise auf EFT. Ich empfehle diese Methode, um sich von belastenden und schmerzenden Emotionen zu befreien. Ich finde, EFT wirkt wunderbar, und setze es beruflich bei Paaren wie Einzelnen ein. Der Abschnitt über EFT gibt Anweisungen und Vorschläge, wie du es selbst anwenden kannst.

Ich höre geradezu, wie du denkst: »Und was nützt mir das?«

Mein Bericht aus vorderster Front des Geschlechterkampfes hilft allen, die Probleme haben – und ihrem Partner die Schuld daran geben. Er hilft allen, die unglücklich sind und in der Klemme sitzen, die es gründlich satt haben, zu Hause ständig Stress zu haben, und nicht wissen, was man dagegen tun kann. Und ich hoffe, dass er Männern hilft, die sich eine wirklich großartige Beziehung wünschen, nicht nur eine gute oder eine, die das Notwendigste befriedigt.

Schließlich möchte ich mich für all die tapferen Männer einsetzen, die sich fortwährend im schwersten aller Jobs abmühen, dem des Ehemanns und Vaters.

Du verdienst Anerkennung.
Männer und Frauen bewundern dich!

Kurz und gut

▶ Die positiven Aspekte, die dich zum Mann und Menschen machen, machen dich nicht unbedingt auch gleich zu einem guten Partner. Es ist nicht leicht, Beziehungen zu verstehen, doch wer im Kindergarten war, weiß was Freundschaft ist.

Wenn du deine Partnerin wirklich liebst, dann musst du dich um ihr Wohlergehen kümmern, um eure Freundschaft zu erhalten. Du musst vermeiden, sie zu kritisieren und zu beschuldigen, wenn ihr euch darüber verständigt, wie ihr euren gemeinsamen Lebensweg gehen wollt. Das erfordert Anerkennung, Annahme und Wertschätzung, was Einfühlungsvermögen, Toleranz, Mitgefühl und Kompromissbereitschaft voraussetzt. Dabei hoffst du, dass sie diese Gefälligkeit auf deine Art erwidert.

Diese Geschichte zwischen Mann und Frau läuft wegen ›kultureller‹ Unterschiede nicht immer so glatt. Deshalb empfehle ich, häufig und bescheiden nachzufragen und auch umzusetzen, was man eingesehen hat. In einer Beziehung ist es unvermeidlich, dass du verletzt wirst, manchmal tief, sehr tief. Nimm den Schmerz an. Er geht vorbei.

Viele unvermeidliche Schmerzen und Sorgen stammen aus unseren eigenen negativen Überzeugungen und Problemen. Durch unseren Partner werden sie nur ausgelöst und wir projizieren sie auf den Anderen. Es sind das Ego und falscher Stolz, die dem Glücklichsein im Wege stehen. Ich rate dir, wann immer du kannst, das mächtige Gegenmittel EFT einzusetzen. Ich bin überzeugt, dass dir EFT einen gewichtigen Vorteil im Spiel des Lebens und der Liebe verschaffen kann.

Erfolg ist möglich. Geeignete Mittel stehen zur Verfügung. Rechte Liebesmüh macht sich bezahlt und das heißt, Glück, Spaß haben und all die anderen tollen Sachen.

Zweiter Teil

Das Wesen**t**liche

Das Programm

Du bist nicht das Zentrum des Universums.

▶ Die Welt bewegt sich nicht nach deiner Laune. Du bewegst die Dinge nicht. Es ist für einen Mann deprimierend, wenn er feststellt, nicht Herr seines Schicksals zu sein. Aber denk mal scharf über die Aussicht nach, in den Genuss jahrelanger Hilfe und Unterstützung zu kommen, die dir eine glückliche Ehefrau gewährt.

Jeder erfolgreiche Ehemann hat diese Unterstützung und auch erfolgreiche Frauen sehnen sich danach. Wenn deine Frau spürt, dass du sie unterstützt, bist du auf dem richtigen Weg. Männer delegieren die Sorge um Finanzen, Haus und Familie gern an Du-weißt-schon-Wen. Sie dagegen macht große Pläne bezüglich der Fortpflanzung, eurer Dynastie und eurer goldenen Jahre als Oma und Opa – während du im Internet surfst und Pizza bestellst.

Wer schickt all die Glückwunschkarten zum richtigen Datum an all die richtigen Leute? Wer führt die ›unsichtbare Hand‹, die magisch alles sauber macht und saubere Sachen bereit legt? Wer kümmert sich um die Gesundheit der Haustiere und auch deine – falls du klug genug bist, darauf zu hören? Wer organisiert den Nach-der-Schule-Sport, hält Kontakt zu den anderen Müttern und weiß all die Namen aller Freunde und der Freunde der Freunde? Wer spricht all die Fragen aus, statt kameradschaftliches Schweigen über ein paar Gläsern Bier zu wahren? Wenn wir ein Auge auf das ganze Chaos werfen, dann brauchen Familien Mütter wie das Raumfahrtprogramm die Bodenkontrolle.

Soweit das Panoramabild. Das ist das Programm. Das ist der Grund, warum kleine Mädchen Mamas sein wollen, während es kleine Jungen umtreibt, neue Welten zu erobern und die Beute mit Frau Richtig zu teilen. Deshalb hattest du als kleiner Junge keinen Puppenwagen zum Spielen. Falls doch, prahl besser nicht damit herum.

Jeder der glaubt, kleine Jungs und kleine Mädchen seien gleich, sollte mehr Zeit in Schulen und Familien zubringen und weniger in Universitäten. Selbst wenn viele Frauen heute die berufliche Karriereleiter (in der »Männerwelt«) hinaufklettern, laufen doch gleichzeitig einige sehr alte biologische Programme bei ihnen ab. Ein Baby zu bekommen, kann sehr reizvoll sein. (Oder auch nicht. Okay. Ist mir egal, wirklich.)

Heute kann jede Frau die Jodie-Foster-Option wählen und sich das passende Sperma im Katalog aussuchen, als wäre es nicht auszuhalten, einen Mann um sich zu haben, der Beziehungsprobleme verursacht. Manchmal stimmt das ja auch.

Du weißt, dass du anders bist. Du pinkelst im Stehen, aber du weißt auch, dass dein Lieblingsthema du selbst bist. Was manche Männer über die Gefühle von Frauen wissen, kann man in mehr als einer Sprache in den Kopf einer Stecknadel eingravieren. Beziehungen zu pflegen und eine Familie zu haben, liegt nicht auf dem gleichen Geschicklichkeitsniveau wie Auto fahren. Es ist viel schwerer.

Ich habe das Programm nicht erfunden, also sei nicht böse auf mich. Wir Männer kapieren nicht, dass Frauen von einer höheren Macht auf die Erde gesandt wurden, um die andere Hälfte der Rasse zu verfeinern und zu zivilisieren und ihr zu helfen, sich nicht länger wie Gorillas aufzuführen.

Ausgerüstet mit gehobenen Fähigkeiten und Fertigkeiten auf allen Gebieten von Beziehung können Frauen nicht glauben, dass es so viele Männer trotz anhaltendem Nachhilfeunterricht einfach nicht kapieren. Viele, viele Frauen verbringen ihre Zeit damit, von Männern enttäuscht zu sein, statt bei einem Glas Prosecco Lore-Romane zu lesen.

Männer führen lieber ein oberflächliches Leben voller Sinnenreize und Zeitverschwendung, statt Familien zu gründen, etwas aus sich zu machen und Güter anzuhäufen. So ein kultiviertes Leben ist nicht billig.

Es ist vernünftig, sich auf einen Partner wirklich einzulassen. Für einen Augenblick fühlst du dich dann nicht nur gewünscht und gebraucht, sondern auch nützlich und hilfreich. Für junge Männer kann es eine Offenbarung sein, wie wundervoll Familie und kleine Kinder sind. Darüber sollten sie am besten mal nach einem ausschweifenden Wochenende nachdenken, wenn sie fix und völlig ausgebumst sind.

▶ Worum geht's eigentlich?

Das ist der kleine Haken. Jeder, der dir erzählt, Beziehungen seien einfach und du kämst mit deinem klugen Kopf durch den Irrgarten der Erwartungen locker hindurch, lügt – oder er ist egomanisch und hat einen fetten Vertrag mit einem Medienkonzern. Diese aalglatten Burschen reden über »Be-

Frauen bekommen in Beziehungen Schwierigkeiten wegen dem, was sie tun, Männer wegen dem, wie sie sind.

ziehungsgeschick« daher und erzählen dir, du müsstest dich eben nur mehr mit ihr austauschen.

Eine gute Beziehung scheint ein seltenes Gut zu sein, wenn man den Gerüchten glaubt. Ich denke, dass es schon mehr funktionierende Beziehungen gibt, doch die sind nicht so spektakulär. Vielen scheint eine erfüllte Beziehung wie ein Traum. Wenn du noch nie eine glückliche Ehe gesehen hast, ist es vielleicht möglich, dass du mit den verkehrten Typen rumhängst?

Menschen haben ihre Probleme mit Beziehungen, aber sie verstehen Freundschaft. Ich behaupte mal, wenn wir unseren Partnern gegenüber freundschaftlicher wären, sähen sich viele Beziehungsberater gezwungen, nach einem anderen (ernsthafteren) Lebensunterhalt Umschau zu halten.

Männer, ihr würdet euren besten Kumpel niemals mit der vernichtenden Kritik überschütten, die ihr eurer Liebsten angetan habt und antut. Würdest du das tun, würde dein Freund ans andere Ende der Theke gehen und keinen Tropfen mehr mit dir trinken. Du kannst jahrelang einen Freund haben, ohne dass eure Freundschaft durch dumme Fragen oder rumkritisieren belastet wird. Habt ihr euch, du und sie, als Partner und Kameraden versprochen, niemals auf so ein Niveau zu sinken, euch niemals gegenseitig zu verletzen? Dann habt ihr beide gelogen. Auf einfache Dinge wie Freundschaft zurückzukommen, bringt viele Ehen wieder ins Lot.

Zusammensein bedeutet nicht, wie Bruder und Schwester zu leben. Leidenschaft und ein paar eigene Interessen und Ziele zu haben, gehört zu einer Ehe und ist ihre Würze. Du hast ein Recht dazu. Es macht dich als Person interessant. Nur musst du dich eben auch um deine häuslichen Angelegenheiten kümmern.

In Clubs und auf Partys schleichen keine Therapeuten herum, um denen zu helfen, die »Vereinigungsdrang« verspüren. Deshalb müssen sich normale Menschen die »Chemie« selbst erarbeiten und sich auf ihr eigenes Urteil verlassen. Natürlich geht es

Therapeuten genauso und ist es nicht erstaunlich, wie oft sie genauso daneben hauen wie alle? Viele zwischenmenschliche Entscheidungen werden völlig frei jeglicher Vernunft getroffen. Wir sind alle lernschwach.

Männer und Frauen sind nicht gleich, außer darin, dass sie in Beziehungen leiden. Männer mögen mehr Spielzeug besitzen, selbstsicherer aussehen, sich (ohne jeden Grund) weniger schuldig fühlen und sich keine Sorgen über ihre Gesundheit machen, aber das Funktionieren und die Vorzüge einer Beziehung verstehen sie oft nicht und bringen sich so um die damit verbundene Lebensqualität. Männer sind nicht glücklicher als Frauen. Über vieles sind sie schnell verärgert und aufgebracht, denn das sind Gefühle, die sie haben dürfen.

Unverheiratete Männer sind im Alter eher einsam, weil sie oft keinen Bekanntenkreis haben, der sie unterstützt. Deshalb wurde die Kneipe erfunden. Männer müssen an Zweisamkeit arbeiten (da ist dieses Wort schon wieder), weil trotz aller Träume nichts von selbst geschieht.

Weil Frauen, was Beziehungen betrifft, so praktisch und realistisch sind, wünschen sie sich, dass sie ruhig verlaufen. Sie pflegen sie und halten sie in gutem Zustand, wie ein Auto. Die meisten Männer dagegen sind schon glücklich, wenn dieses ›Auto‹ startet und in den Tag fährt. Sie denken nicht an Wartung und Pflege. Das Auto in der Garage pflegen sie weitaus sorgfältiger. Frauen hingegen nehmen Maschinen für selbstverständlich.

Insgeheim sind sich Männer ihrer Grenzen schmerzlich bewusst. Wir sind nicht gerade die Quelle der Weisheit, was Ehe und weibliche Sichtweisen anbelangt. Wir haben Zweifel. Ängste. Das mag für den einen oder anderen in Ordnung sein, aber auf keinen Fall für uns selbst. Wir vertuschen das, indem wir uns einbilden, alles würde schon irgendwie gut gehen. Doch das tut es nicht. Das könnte verbessert werden.

Ich kannte einen Mann, der seinem Kollegen, einem Arzt, bei einer Routineuntersuchung erzählte, seine Ehe sei perfekt. Später am selben Tag brach er zusammen und verbrachte daraufhin sechs Wochen im Krankenhaus. Diagnose: Gehirn-Ödem.

▶ Was wollen Frauen?

Wenn ich ihn doch in einen Schrank wegsperren und nur herausholen könnte, wenn ich ihn brauche.

Niemand weiß es wirklich. Es verändert sich auch dauernd. Es gab ein altägyptisches Fresco, das es in allen Details erklärte, doch über Jahrzehnte haben Touristen das Original durch Anfassen und Bekritzeln vollkommen unleserlich gemacht und alle Kopien des Originalzustands sind auf geheimnisvolle Weise verschwunden. Es gibt auch das Gerücht von einem uralten Fluch, der durch Aufdeckung solcher Geheimnisse aktiviert würde. Wenn ein Mann dagegen verstoße, würde er von den aufgestiegenen Meistern der Plejaden dadurch bestraft, dass er als Psychiater wiedergeboren wird.

Heute ist alles streng wissenschaftlich. Wenn Mediziner einen männlichen Körper sezieren, finden sie zwei dicke Nervenstränge. Der eine führt zum Bauch und der andere in die Leistengegend und beide haben solide Verbindungen zum Lustzentrum des Gehirns, das bei Primaten ein bisschen erweitert ist. Diese Verbindungen feuern alle paar Sekunden. Solange das Lustzentrum regelmäßig hinreichend stimuliert wird, bleibt die allgemeine Gehirnfunktion erhalten.

Wenn sie hingegen einen weiblichen Körper sezieren, brauchen sie zusätzliche Assistenzärzte, um mit der Unmenge von Nervenverbindungen fertig zu werden, die ähnlich wie bei der Schalttafel eines Space Shuttle ganzflächig das Gehirn durchziehen und von dort in alle Richtungen laufen. Diese Schaltkreise feuern ständig, selbst wenn die Frau schläft oder narkotisiert ist. Ein großes Bündel von Nerven führt direkt zum Romantik-Zentrum im Kortex, andere mäandern um das Lust- und das Schuldzentrum. Außerdem gibt es besondere Bereiche im Gehirn, die ausschließlich der laufenden chronologischen Speicherung aller Gedächtnisspuren von Fehlern und Vergehen des Partners vorbehalten sind. Frauen sind hochkomplexe Wesen.

Überleg dir einfach, wie du ihr jeden Tag aufs Neue mit Romantik, Blumen und Worten das Gefühl vermitteln kannst, etwas Besonderes zu sein. Du kannst »Hallo« und »Tschüß« auf deine besondere Art sagen. Und du kannst sie nicht nur fragen, wie die Dinge stehen, sondern ihre Antwort auch wirklich hören wollen, das tun nämlich sonst nur ihre Freundinnen.

Schmeicheleien haben immer Saison. Sei charmant, wenn du nicht tiefschürfend sein kannst. Mit Komplimenten erreichst du alles. Sanftes Berühren wirkt auch Wunder, nicht auf sexuelle Weise (kein Grapschen). Warum sollten diese hässlichen Franzosen all die gutaussehenden Frauen kriegen, nur weil sie etwas von Romantik verstehen!

Hilf ihr bei der Arbeit im Haus und denk oft an die Wörter Beistand und Achtsamkeit. Frauen wollen sich geliebt und emotional sicher fühlen, nicht fett und ungeliebt.

Eine unabhängige Frau mit einem tollen Job, einem Jahresgehalt von hunderttausend Euro, einem großartigen Freundeskreis (weiblich) und einer reizenden Katze akzeptiert dich vielleicht zunächst nicht als Liebhaber, wenn es dein Job ist, den Rasen des Fußballplatzes zu pflegen. Das Leben *ist* unfair. Tröste dich damit, dass sie mit ihrer Karriere nicht schmusen kann.

Einige Frauen (und auch Männer) sind dabei, die alten Verträge zu überdenken und stellen Zuneigung und emotionale Nähe voran. Die müssen dann vielleicht außerhalb von Börsen, Bars oder Segelclubs schauen, um verfügbare Männer zu entdecken, die das bieten können, auch wenn die dann finanziell vielleicht nicht so gut gestellt sind. Möglicherweise bist du ein gutes Schnäppchen für sie und kannst ihre Zweifel widerlegen, ob es so einen Schatz von Beistand wirklich geben kann. Mach dich drauf gefasst!

Wenn du dieses Buch gründlich liest und genug Kühe, Kamele, Muscheln oder die richtige Marke italienischer Autos sammelst und den weiblichen Code romantischer Verlockung knackst, werden dir Mädchen mit auf den Rücken geschnallten Matratzen durch die Straßen hinterherlaufen.

Doch jeder Mann, der es versäumt, der Frau, die er liebt, Anerkennung und Wertschätzung zu zeigen, wird es bald mit einer Säbelzahnkatze zu tun haben. Sie erwartet von dir, dass du schuftest und ihr gleichzeitig hingebungsvoll zugetan bist. Sie will, dass du ein liebevoller und fürsorglicher Vater bist, aber sie will auch ein sauberes Haus. Sie will...

Sie will deine Nummer Eins sein. Immer. Frauen wollen mehr von *dir* – deine Aufmerksamkeit, deine liebevollen Gefühle, deinen emotionalen Beistand. Frauen sagen, es gäbe einen großen Mangel an Prinzen in dieser Welt und ein Überfluss an Kröten. Was bietest du?

Versuch mal zuzuhören. Versuch es mit Kooperation. Probier Zärtlichkeit aus. Und Spaß.

Wozu Männer gut sind

- Sperma
- schwere Sachen heben
- Hände schmutzig machen
- Söhne und andere unbändige Kinder disziplinieren
- Geld, Lebenserhaltungssystem für das Scheckbuch
- befremdende Geräusche in der Nacht untersuchen
- einen Blick unter die Motorhaube werfen
- Spinnen aus dem Haus schaffen
- fürs Vaterland sterben

Und was wollen Männer?

- Viele gute Mahlzeiten und regelmäßigen Sex. Es ist kein Zufall, dass Homo sapiens unter allen Primaten den größten Penis hat. Aber Männer denken nicht die ganze Zeit an Sex, sie brauchen auch ihren Schlaf.
- Viel Anerkennung für ihre Nützlichkeit, besonders, wenn sie sich anstrengen. Einen liebevollen Blick.
- Dass ihnen die Frau mit ihren Fingern durch die Haare streicht (wenn noch genug vorhanden sind) und lächelnd raunt: »Mein Liebling...«

Vielleicht wünscht du dir edler gesinnte Dinge oder anerkanntere – komm runter, dies ist praktisch alles. Wir sind ganz einfache, geradlinige Wesen.

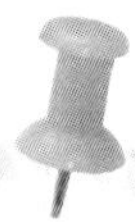

Wozu Frauen gut sind

- S-E-X
- Spaß
- deinen Rücken unter der Dusche waschen
- gut kochen
- Wärme in einer kalten Nacht
- morgens saubere Unterwäsche hinlegen
- Finanzmanagement
- Navigation
- kultiviertes Leben
- den Alltag schmeißen
- Familienorganisation

▶ Arbeitsplatzbeschreibung

Was deine Partnerin im Laufe der Jahre von dir erwartet.

Wir sprechen von den Hunderten oder Tausenden wunderbarer und einzigartiger Dinge, die sie von dir getan haben möchte. Dabei fällt es nicht ins Gewicht, dass die meisten ihrer Wünsche von einem anderen Stern zu kommen scheinen und keinen Bezug zum Leben haben, wie wir es kennen. Nimm die Aufgabe in Angriff!

Würdest du lieber für ihr umfassendes psychisches Wohlbefinden verantwortlich sein oder lieber öfter mal abwaschen und ihr das Frühstück ans Bett bringen? Hab ich mir gedacht. Nimm die einfache Aufgabe.

Einige Aufgaben sind kleine, einfach auszuführende Dinge, die leicht in eine gute Gewohnheit verwandelt werden können. Das ist der Grund, warum Gott in Ihrer Weisheit Blumen und Schweizer Schokolade erfunden hat. Wenn du bei den »kleinen Dingen« alles richtig machst, vergibt dir deine Frau bei den großen. Beim Mann ist das umgekehrt. Wenn die großen Dinge für ihn richtig gemacht sind, vergibt er die kleinen. Das ist blöd, aber wahr.

Der Ton deiner Stimme und rücksichtsvolle Worte können die Energie im Fluss halten. Nur im äußersten Notfall solltest du deine Stimme gegen sie erheben, vielleicht einmal alle zehn Jahre. Leg dir einen Vorrat an Schokolade zurecht.

Wenn sie etwas auf ihre Weise möchte, nimm das zur Kenntnis und mach es immer genau so. Hilf *mehr* im Haushalt. Lass keine Sachen herumliegen. Mach den Toilettendeckel runter. Was ist daran so eine große Sache! Koch Mittagessen. Bring Blumen mit.

Einmal schmusen pro Tag hält dir den Therapeuten vom Halse. Falls du ihr dabei hilfst, ihre Brust zu untersuchen, wie es manche Ärzte zur Vorsorge vorschlagen – das ist nicht unbedingt jeden Tag nötig.

Kauf ihr kein Erdbeereis, wenn sie nach Schokolade Verlangen hat. Neueste, beunruhigende Forschungsergebnisse aus England besagen übrigens, britische Frauen essen lieber Schokolade, als mit ihrem Freund intim zu sein. Vermutlich ist es nicht möglich, mit der Sicherheit und Berechenbarkeit von Schokolade zu konkurrieren.

Andere Aspekte der Arbeitsplatzbeschreibung sind so gewaltig und weitreichend, dass sie Furcht einflößen. Sie verlangen tiefschürfende Versenkung in weibliche Stammesweisheit. Und sie erfordern ausgiebiges Zuhören und sensibles Einfühlungsvermögen, um zu lernen, die Welt durch ihre Augen zu sehen.

Das Wichtigste ist wohl, dass es normalerweise die Frauen sind, die Beziehungen und Familie lenken. Und sie wünschen sich, bei dieser großen Verantwortung für einen reibungslosen Betriebsablauf von ihrem Mann unterstützt zu werden. Mit ihrer Hilfe kriegst du das hin! Tatsächlich werden Männer, wenn sie gute Väter sind, erleben, dass ihnen ihre Frau vieles nachsieht. Wir Experten sprechen dabei von einem großen *überproportionalen Gewinn.* Alter Glückspilz!

Es gibt ganz besondere Wünsche und eine lange Liste gewöhnlicher Dinge. Frag sie, welche das sind und schreib sie dir auf. Frag immer mal wieder nach, weil sich die Liste über die Jahre verändert.

Wenn etwas anliegt, frag nach, denn sie möchte vielleicht, dass du »alles darüber hörst«. Nimm dir die Zeit, damit sie dir das alles erzählen kann, *weil nur das hilft*. Hör einfach gut zu, ohne auch nur daran zu denken, irgendetwas zu regeln. Wenn es für sie funktioniert, dann hilft es irgendwie auch dir, selbst wenn es ein Umweg zu sein scheint. Verstehst du das? Gut.

Wenn du Zweifel hast, frag die Quelle – sie selbst. Finde heraus, was der »Job« für die Frau in deinem Leben bedeutet und was *ihr* wichtig ist. Wenn du den Kram auch wichtig nimmst (wahrscheinlich nicht so sehr, wie sie oder andere Frauen) und dich bemühst, wirst du ihre Aufmerksamkeit erregen. Du wirst nie wieder zweifeln, ob du auf der richtigen Spur bist, und du bekommst Anerkennung für deine gute Arbeit. Für manchen kann das eine große Veränderung sein. Du wirst erfolgreich sein und vieles zum Guten wenden. Reite die Wellen der Überproportionalität: Kleine Dinge richtig zu machen, kann eine gigantische Belohnung einbringen. Arbeite hart und sonne dich im Glanz der Zufriedenheit.

Wann immer möglich gib ihr genau die Hilfe, die sie will, genau dann, wann sie will.

Lies den nebenstehenden Satz gleich noch einmal. Mach ihn zu deiner Lebensregel. Er besagt, so oft wie möglich Anerkennung und Verständnis zu zeigen. Kann das schaden? Wenn du befürchtest, sie würde übermütig, dann sieh dich mal um in der Welt und schau, womit so viele Frauen zu tun haben: ein schwaches Selbstbewusstsein. Sie schaffen nicht alles, aber sie glauben, sie sollten. Sehr, sehr wenige Frauen haben in diesem Zusammenhang ein aufgeblasenes Ego. Wenn es bei ihr anders sein sollte, schreib mir das Problem, es wird leicht zu beheben sein. Und bis dahin, mach dir keine Sorgen.

Streiche niemals deine guten Taten heraus. Als ob sie nicht in jeder Minute wüsste, was in deinem Oberstübchen vorgeht, und davon ein Gedächtnisprotokoll anlegt, minutiöser als jede Enzyklopädie. Entzieh ihr nicht den warmen inneren Glanz und den subtilen Kick, einen Mann zu haben, der hilft, ohne gefragt zu werden. Für Frauen sind solche Männer mythische Gestalten wie der Yeti.

Ich hab ein ernsthaftes Problem mit dem, was in esoterischen Kreisen »bedingungslose Liebe« genannt wird. Das ist gewiss ein hehres Konzept, aber du magst ihm vielleicht nur nach ganz viel »bedingter Liebe« nahe kommen, bei der beide hart daran arbeiten, das Richtige für den Anderen auf Art des Anderen zu tun. Ich bin natürlich ein bisschen lernschwach. Vielleicht hast du dies Problem gar nicht und kannst deinen Weg in Beziehungen voller Anmut und Vergebung hinauftanzen. Allen anderen schlage ich ganz viel bedingte Liebe vor. Frauen wollen ein bisschen Spaß, leichte Unterhaltung, Romantik und Lichterglanz, Zärtlichkeiten (nicht sexuell) – jeden Tag. Schaff die richtigen Umstände und du bist der Held in ihrer Welt. Wenn sie unbekleidet auf einem Kasten deines Lieblingsbiers sitzend auf dich wartet, weißt du warum.

Du tust all das längst und dein Bonus bei ihr ist sehr hoch? Schlauer Bursche! Du bist offensichtlich ein Frauenschwarm. Ruf mich umgehend an! Ich brauche noch Tipps für mein nächstes Buch.

▶ Training

Männer sind schon okay. Die Hölle sind die Ehemänner.

Die schmerzliche Wahrheit ist, dass Männer ziemlich viel Training brauchen. Natürlich sträuben wir uns dagegen. Ein Mann könnte seinen Bezug zur Realität verlieren, wenn er seine Lebensumstände durch eine Frau bestimmen ließe.

Erinnere Dich an alle Frauen, die sich so viele Mühe mit dir gegeben haben. Alles zu deinem Besten, aber hast du das Gefühl, es hätte genützt? Wenn es nach unserer besseren Hälfte geht, gibt es immer noch etwas hinzuzulernen.

Und schlimmer noch, was, wenn sie recht hat? Wie versagen Männer von Jugend an? Wachen wir morgens mit dem Entschluss auf, der Frau den Tag komplett zu verderben? Sind wir Schwerverbrecher im Geschäft des Lebens?

Es geht nicht nur darum, den Klodeckel runter zu klappen. Frauen möchten bei der Verantwortung für den Haushalt unterstützt werden. Allein deine Bereitschaft macht schon einen großen Teil dieser Hilfe aus. Wenn sich am blauen Himmel Wolken zusammenziehen, fang nicht an, Gedichte zu schreiben, hol die Wäsche rein, bevor es regnet! Hausarbeit ist ein beliebtes Feld für Auseinandersetzungen, wenn eine Frau das Gefühl hat, nicht genug Unterstützung und Hilfe zu bekommen. Du kannst rückwärts einparken wie ein Weltmeister, aber kannst du auch deine Sachen sauber halten?

Wenn du kein Heimwerker bist, hast du schlechte männliche Gene. Kopf hoch, es gibt viele Dinge im Bereich der niederen Dienste und der heimischen Bühne von Beschäftigungstherapie: Hausarbeit. Das Endergebnis von jahrzehntelangem Feminismus ist, dass Männer mehr Hausarbeit verrichten als vorher – ein klein bisschen mehr.

Wir fühlen uns vielleicht nicht mehr anerkannt von Frauen, aber wir würden uns von einer Frau mehr geschätzt fühlen, wenn wir mehr Hausarbeit übernähmen. Es ist ein Ziel. Aber deine Frau ist natürlich die Ausnahme bezüglich des Vorurteils, Frauen würden verständnislos darauf bestehen, dass sich Männer an der Hausarbeit zu beteiligen hätten. Und du bist vermutlich die Ausnahme für das »Gesetz der Nutzlosigkeit«, nach dem Frauen Männer beurteilen. Deshalb kannst du helfen, eine neue Überzeugung zu prägen: »Ich hab keine Lust dazu. Doch ich habe einmal versprochen, alles für sie zu tun.«

Du musst nicht zugeben, wenn du dich mit dem Auto verfahren hast. Nimm einfach eine rücksichtsvolle und neugierige Haltung gegenüber ihrem Vorschlag ein, mal eine andere Route zu probieren.

Frauen fühlen sich wegen so vielem so schuldig. Vieles nehmen sie viel zu persönlich, wenn eure Beziehung (oder irgendeine ihrer anderen Beziehungen) nicht glatt verläuft. Sie machen sich übermäßig Sorgen darüber, immer alles zu schaffen, und sie fühlen sich elend, wenn nicht alle glücklich und zufrieden sind.

Wir haben keine Lust, an ihrer Schuld teilzuhaben, aber wir sollten ihre Bürde auch nicht noch vergrößern. Wir müssen irgendwo eine Grenze ziehen und irgendwie einen Minimalstandard für die Qualität unserer Bemühungen finden, mit anderen Worten, ein paar gute Regeln.

Frauen sind sehr zufrieden und frohgemut, wenn sie die beruhigende Illusion haben, dass ihr Mann mitmacht und sich ernsthaft bemüht. Manche Frauen akzeptieren auch weniger, wenn der Mann jämmerlich scheitert, ihren Erwartungen gerecht zu werden, aber wenigstens ihre überlegene Weisheit in diesen Dingen anerkennt.

Wir wollen als Mann um unserer selbst willen geliebt werden, nicht unbedingt als Teil einer Beziehung. Wenn wir sorgfältig und geduldig trainiert werden und das Training auch akzeptieren, wird das geschehen. Männliche Elefanten haben diese Sorgen nicht, weil sie keine Kontakte pflegen, außer um sich zu paaren. Die weiblichen Tiere kümmern sich um die Herde. Elefantenkühe betrachten das Herannahen eines läufigen sechs Tonnen schweren Bullen, der oft doppelt so schwer ist wie sie, mit Beklommenheit. Achte darauf, dass deine Frau von solchen Befürchtungen verschont bleibt. Bring Blumen mit. Wenn sie dir tief in die Augen schaut und »mein Held« flüstert, dann bist du im Flow.

▶ Deine Kreditwürdigkeit

Junggesellen wissen das. Ehemänner fürchten, egoistisch zu sein. Um in einer Beziehung mit reinem Gewissen Spaß zu haben und zu tun, wozu du Lust hast, brauchst du Kredit bei deiner Partnerin. Du musst in ihrem »Goldenen Buch« stehen.

Kein Mann ist bei seinen Vergnügungen ein Heuchler.
Dr. Samuel Johnson, 18. Jh.

Wie steht's um deine ›Bonität‹ bei ihr? Wie hoch bewertet sie dich? Eine hohe Bonität bedeutet, dass du dich für deine großartige häusliche Mithilfe und für das Wiedergutmachen vieler Fehler im Glanz der Rechtschaffenheit sonnen kannst. Es ist ähnlich wie bei der Bank, deren Vertrauen du gewinnst, wenn dein Konto immer ordentlich gefüllt ist. Oder wenn du Tag für Tag pünktlich in der Firma eintrudelst und hart arbeitest. Beziehungen sind dynamisch. Ich rede davon, sich einzubringen, ganz praktisch und handgreiflich.

Man kann nie genug Kredit bei seiner Liebsten haben. Das mag für uns Männer eine radikal neue Idee sein. Frauen dagegen haben sie bereits bei der Empfängnis durch ihre weibliche DNA mitbekommen. Sie glauben, Männer seien in Beziehungen im Grunde genommen egoistisch und faul. Wie sie darauf bloß kommen, bleibt für den halben Planeten ein ewiges Rätsel. Sie arbeitet hart für dich und akzeptiert, dass diese Mühe notwendig ist, doch du musst dir auch ihre Bedürfnisse anhören und zwar von ihrer Seite des Zauns. Sie ist es, die dir den Kredit gibt. Wenn du es je schaffst, einfach mal ein bisschen sauber zu machen, ohne dafür Dank zu erwarten, kannst du dich darauf gefasst machen, die nächsten paar Nächte im Fieber erotischer Qualen zu schwelgen, wenn sie dir ihren Dank zum Ausdruck bringt.

Simple, aber nützliche Hausarbeit hilft deiner Partnerin und der Familie. Männer können lernen, sie würdevoll zu tun. Natürlich ist das Zeit, die zu den Arbeitsstunden in deinem Job hinzukommen. Auch Frauen arbeiten.

So kommst du im Leben zurecht (nachdem du viele Punkte gesammelt hast). Deine Frau wird dir helfen, mit anderen Frauen und Familien auszukommen. Du wirst deine Freunde in Staunen versetzen. So machst du deine Frau oder Freundin ohne Stress glücklich und behältst die Hoheit über die Fernbedienung. Du kannst Spielzeug für dich kaufen, ohne dass es Ärger gibt. Und du kannst extra Punkte für schlechte Zeiten sammeln. Kurz, so kommst du so oft so gut mit ihr aus, dass sie aufhört, sich an die schlechten Zeiten zu erinnern.

▶ Was meint sie nur?

Für Frauen: Zarte Andeutungen wirken nicht. Deutliche Andeutungen wirken nicht. Ein Wink mit dem Zaunpfahl wirkt nicht. Sag einfach, was du auf dem Herzen hast.

Obwohl es einige Frauen gibt, mit denen du wie mit normalen Menschen reden kannst, zum Beispiel auf der Arbeit, hast du manchmal das Gefühl, dass es ein Problem gibt, wenn du mit deiner Partnerin redest.

Sonne und Mond haben eine unterschiedliche Größe und sind unterschiedlich weit von der Erde entfernt, trotzdem scheinen sie am Himmel die gleiche Größe zu haben. Bestimmt gibt es einen Grund dafür. In diesem Sinne müssen wir mit unserer Unsicherheit umgehen, wenn wir mit gewissen Formen weiblicher Kommunikation konfrontiert sind.

Männer hassen Andeutungen, selbst deutliche. Wir neigen dazu, Frauen beim Wort zu nehmen, weil es einfach die Mühe nicht lohnt, die Bedeutung zu entziffern, selbst wenn uns klar ist, dass sie etwas anderes meinen. Frauen schätzen das ganz und gar nicht.

Nun seien wir mal ganz ehrlich. Haben wir nicht eine ziemlich gute Vorstellung davon, was sie meint, auch wenn sie vage, nervös oder verworren redet? Stellen wir uns nicht dumm, wenn sie zögerlich um das Thema herumschleicht? Könnte es sein, sie tut das, weil sie unsere Reaktion fürchtet? Weißt du, was in ihr vor sich geht, wenn sie sagt: »Nichts ist los« oder: »Alles ist in Ordnung« oder: »Liebst du mich wirklich?«

Männer würden sich so aus der Affäre ziehen: »Wenn ich etwas gesagt habe, das zweideutig war, und eine der beiden Deutungen ärgert dich oder macht dich traurig, dann habe ich die andere gemeint.« Nein, probier das nicht bei ihr aus, du brauchst etwas, das glaubwürdiger ist.

Erkennen wir, dass es ein Problem gibt, wenn ihre Körpersprache (z. B. knirschende oder zusammengebissene Zähne) einen Sturm der Windstärke 10 andeutet? Ja, wir haben so eine Idee. Irgendwas stimmt da nicht. Es liegt auf der Hand. Irgendwo. Wären wir ein Jagdhund, würden wir dem Geruch folgen. Die Herausforderung ist, die zerhackte Botschaft zu dechiffrieren.

Und warum tun wir das nicht? Weil wir blutrünstig werden und versuchen, ihr unsere Denk- und Ausdrucksweise aufzuzwingen, logisch und vernünftig. Das funktioniert aber nicht und wir verlieren die zerbrechliche Verbindung. Nur weil wir beide Deutsch sprechen, heißt das noch lange nicht, dass wir einander auch verstehen. Befürchtest du, manipuliert oder in die Irre geleitet zu werden?

Wenn sie nicht beim Thema bleibt, bedenke: Es geht nicht darum, was du denkst. Meist geht es mehr darum: »Wie geht es uns und wie fühle ich mich in diesem Augenblick?« Manche Frauen können nicht glauben, dass ihr Partner nicht an sie denkt.

Die erschreckende Tatsache ist, dass die meisten Männer keine Lust haben, über Probleme, Klatsch, Einzelheiten, Gerüchte und Kinkerlitzchen zu sprechen. Doch wenn du erst weißt, wie wundervoll sie dich findet, wenn du gelernt hast, mit ihr zu kommunizieren, wirst du das anders sehen. Deine Kreditwürdigkeit wird auf der Skala von Null bis 10 mindestens auf 5 hochschnellen.

Giraffen haben einen normalen Kehlkopf, geben aber selten ein Geräusch von sich. Viele Frauen kennen die menschliche Version dieser mysteriösen Anomalie aus persönlicher Erfahrung. Du kannst darauf wetten, dass dein beredtes Schweigen missverstanden wird. Sie wird in dem Glauben bleiben, dass Männer nicht über

Gefühle sprechen können oder wollen, wenn sie überhaupt welche haben – was viele Frauen aus Mangel an Beweisen verneinen. Teile deine Gedanken mit, dann wird sie auch nicht durchdrehen, weil sie sich fragt, ob du glücklich oder unzufrieden bist. Ja, sie denkt, keine Nachrichten seien schlechte Nachrichten. Umgekehrt solltest du jegliche zusätzliche Minute voller unwichtiger, vager oder nervender Einzelheiten taktvoll ertragen, selbst wenn du ungeduldig zur Sache kommen willst.

Paare, die sich streiten, hören sich die meiste Zeit nicht wirklich zu. Es ist so einfach, über das, was dir vorgehalten wird, zu diskutieren. In vielen Beziehungen wird das Zusammenleben davon geprägt.

Wenn jemand etwas sagt, ist das für ihn die Wahrheit. Normalerweise ist das der Grund, warum er es sagt. Ich überfordere dich hoffentlich nicht. Wir wollen es aber nicht hören, weil wir nicht zustimmen. Deshalb hören wir nicht wirklich hin. Es ist extrem frustrierend, ignoriert und nicht gehört zu werden. Du fühlst dich nicht angenommen. Dieses Ignorieren ruiniert eine Beziehung viel schneller als die Frage, was richtig oder falsch ist. Wir wollen gehört werden. Es ist nicht notwendig, unbedingt und in allem übereinzustimmen. Und wir wollen verstanden werden.

Oft warten Männer nur darauf, dass die Frau zu reden aufhört, damit sie endlich einen Monolog über ihr Lieblingsthema beginnen können – sie selbst. Viel zu oft können sie nicht einmal warten, bis sie Luft holt. Unterbrochen zu werden, betrachten Frauen als »fatalen männlichen Fehler«. Es ist wie intellektuelles Furzen.

Wir alle wollen und brauchen, dass man uns zuhört und nicht unterbricht, im Nachhinein kritisiert, belehrt, bevormundet oder ignoriert. Was du in diesem Zusammenhang auch immer von ihr erwartest, sorge dafür, dass du es deinerseits auch tust. Besser noch, höre ihr zu und diskutiere mit ihr auf ihre Art. Das heißt nicht, dass du ihr zustimmen musst. Hör nur einfach mal zu.

Wann immer möglich, achte auf dein Bauchgefühl (Intuition), wenn es nicht gut läuft, und lote den Grund dafür aus. Dafür ist dein Bauch da. Ist es positiv oder negativ, gut oder schlecht? Das gibt dir einen Hinweis darauf, was wirklich abläuft, hinter dem, was gesagt wurde. Zu wissen, was vor sich geht, ist wichtig. Wenn sie das Gefühl hat, gehört und verstanden zu werden, entsteht eine gute Atmosphäre und das ist für Frauen von großer Bedeutung.

Es ist dasselbe gute Gefühl, das du vielleicht hast, wenn du merkst, dass sie dich trotz der sexistischen Propaganda in der Gesellschaft und deiner vielen Fehler und Vergehen wirklich mag. Dein Charme, dein fröhliches Grinsen, was auch immer. Du kannst ihr schließlich nicht vorwerfen, sie hätte einen schlechten Geschmack. Es ist sehr befriedigend, jemanden zu haben, der sich für deine Meinung interessiert.

▶ Ergebnisse statt Propaganda

Das Ergebnis eurer Kommunikation ist die Kommunikation selbst.

Es spielt überhaupt keine Rolle, was du mitteilen willst, ob deine Worte treffend sind oder deine Kritik begründet ist. Auch das Thema der Auseinandersetzung spielt keine Rolle. Denn was auch immer das Thema war, wenn sie verletzt ist oder weint, dann ist das das Ergebnis. Und wenn du schließlich brüllst, ist das das Ergebnis. Ist es das, was du erreichen wolltest? Und glaubst du wirklich, es ist allein ihre Schuld? Es sei allein ihr Problem? Was auch immer, gewöhnlich ist es zur Hälfte deine Verantwortung und das nicht anzuerkennen, fügt der Verletzung Beleidigung hinzu.

Der größte Teil der Kommunikation ist nonverbal, das heißt Tonfall, Körpersprache, Blick und Gefühlsreaktionen unterlegen die Botschaft mit einer Bedeutung, die zwischen den Partnern übertragen wird, selbst wenn ihnen das nicht bewusst ist. Wenn eine Unterhaltung mit dir anstrengend war, denkt sie, du magst sie nicht, sie sei dir egal. Sie denkt, du scherst dich nicht um sie, denn sonst würdest du dir Mühe geben, so mit ihr zu sprechen, wie sie es möchte. Mehr Glück beim nächsten Mal...

▶ Telepathie?

Wenn ihr beide glücklich seid, funktioniert die Telepathie zwischen euch normalerweise gut. Falls nicht, wach auf! Wie willst du sonst wissen, was sie wirklich meint? Die wenigsten Männer beherrschen die Kunst des Gedankenlesens. In der Gegenwart von Frauen wird unser Radarschirm unscharf. Frauen sind viel besser darin, unausgesprochene Absichten eines Mannes zu lesen. Natürlich besteht die Gefahr, dass du ihre Botschaft nicht magst, wenn sie bei dir ankommt. Lies weiter!

▶ Sprichst du Deutsch?

(Macht nichts, das hilft auch nicht.) Einheimischen fällt es nicht immer leicht, Touristen zu verstehen. Wenn du in Landessprache einen Cocktail bestellen willst, sagst du übersetzt vielleicht: »Ich will mit dem Hund des Barkeepers schlafen.« Du bist der Tourist in eurer Beziehung? Dies ist ein Wink, die weibliche Sprache zu erlernen, die Sprache, die alle Frauen sprechen. Wenn du mit ihrer Hoheit den sprichwörtlichen Kommunikationskollaps erlebst, hilft schreien auch nicht weiter. In keiner Sprache. Eine Definition von Wahnsinn ist, immer wieder dasselbe zu tun, obwohl es nicht funktioniert. Wenn sich zwei Freundinnen anschreien, steht ihre Beziehung jedenfalls kurz vor dem Aus. Warum ist das wohl so?

▶ Alle Einzelheiten

Wenn du einen Bauern triffst, sei darauf gefasst, über das Wetter zu reden. Auf ähnliche Weise lieben es Frauen zu hören, was du gedacht und gefühlt hast, seit sie das letzte Mal mit dir gesprochen haben. Sie brauchen keinen Grund. Erzähl ihr vom ›Wetter‹ – was bei der Arbeit passiert ist, beim Einkaufen, mit anderen Leuten. Und achte darauf, alle Einzelheiten wie Name, Aussehen, Verbindungen zu erwähnen, auch wenn du das ein bisschen langweilig findest und es in deinen Augen keinen besonderen Zweck erfüllt. Ihr wird das so gefallen, dass du dich fragst, warum du nicht schon längst darauf gekommen bist. Sie wird dich liebenswürdiger und mitfühlender finden. Komm aber nur nicht auf die Idee, deine Kumpel anzurufen, um ihnen eine Stunde von dem neuen Oberhemd zu erzählen, dass du dir gekauft hast (falls du deine Hemden selbst kaufst).

▶ Du kapierst es eben nicht

Kommt die »zweite Botschaft« bei dir an? Damit ist gemeint, was Menschen zwischen den Zeilen zum Ausdruck bringen. Diese zugrunde liegenden Bedeutungen und Gefühle müssen entziffert werden. Frauen sind Meisterinnen dieser Kunst. Sie verbringen enorm viel Zeit damit, von jedem, den sie kennen, zweite Botschaften zu entschlüsseln. Für Beziehungen gilt das ganz besonders. Beobachte mal zwei Freundinnen, die Kaffee trinken und sich unterhalten. Sie trinken die Information, die aus der anderen sprudelt, wie Delphine, die in den Wellen toben. Nichts kann sie ablenken.

Frauen lieben auch stundenlange Telefonate, um erschöpfend und in großen Einzelheiten noch einmal Revue passieren zu lassen, was mit wem und warum geschehen ist. Bei solchen Gesprächen ist die wichtigste zweite Botschaft, dass sie so viel Zeit miteinander verbringen, weil sie sich so viel bedeuten.

Falls du als zweite Botschaft erhältst, dass du in Schwierigkeiten bist, dann kümmere dich darum! Lass dich nicht von belanglosen Details ablenken, wie wer wem was wann angetan hat. Bleib dir selbst treu.

▶ Sie ist unglücklich und du weißt es

Mach Aussagen mit »ich« statt »du«. Dieser kleine Hinweis verändert den Akzent deiner Worte und beginnt ein Gespräch anstelle einer Anklage. Sag: »Ich bin verletzt, wenn du das tust«, statt: »Du bist dumm und hier ist der Beweis.« Sag zum Beispiel: »Ich möchte, dass du anders darüber denkst«, statt: »Du solltest das nicht sagen.« Ich-Aussagen setzen Ehrlichkeit und Mut voraus, während du mit Anklagen und Schuldzuweisungen herumtänzelst. Aber du hast das begriffen, nicht wahr?

Der Ton macht die Musik. Das ist ihr das Wichtigste in der Beziehung. Wenn ein Mann dich nicht mag oder ohne guten Grund eine Schlägerei mit dir anzetteln will, merkst du das. Die Art, wie er dich ansieht, und der Unterton in seiner Stimme verraten es dir. Genau diese Wirkung kannst Du, ohne es zu merken, leicht bei ihr auslösen, wenn du den Tonfall oder Blick hast, der sie auf die Palme bringt. In der weiblichen Sprache ist das ein Schwerverbrechen. Frauen tun sich das untereinander niemals an, es sei denn, sie sind Todfeinde, weil es die verbindende einvernehmliche Schwingung zerstört. Und diese Verbindung ist nicht so leicht wiederherzustellen.

▶ Prüfe die Botschaft

Achte darauf, ob du sie richtig verstanden hast. Fass das, was sie gesagt hat, in anderen Worten zusammen und schick es ihr zurück. Versuche, dabei möglichst ihre Ideen und Worte zu benutzen. Wiederhole, was sie gesagt hat, um es zu bestätigen. Daran kann sie erkennen, dass du ihr gut zugehört hast, auch wenn du nicht mit allem übereinstimmst, und es gibt ihr Gelegenheit, der Bedeutung ihrer Worte noch etwas hinzuzufügen. Das vermittelt jedem ein gutes Gefühl, aber es ist unerlässlich, um Licht in dein Dunkel zu bringen: Sie erkennt, dass du ihre Meinung wertschätzt – und sie.

▶ **Sag ihr, wenn du Probleme hast**

Wenn du zu erschöpft bist, wenn es für dich nicht die richtige Zeit für ein Gespräch ist oder wenn du irgendwelche Sorgen hast, dann sag ihr das. Mach eine andere Zeit mit ihr aus. Wenn dir nach Weglaufen zumute ist, solltest du darüber nachdenken, diesen Stress mit EFT zu lösen.

Der Kampf

Frage: Was haben Sie und Ihr Ehemann gemeinsam? Antwort: Wir haben am selben Tag geheiratet.

▶ Ehepaare streiten darum, wer das meiste von der Bettdecke bekommt. Danach streiten sie darüber, wessen Werte in der Beziehung Vorrang haben. Das ist der Hauptgrund für alle Reibereien. Manche sprechen vom Kampf der Geschlechter, doch ein Kampf ist etwas, das man gewinnen kann, was in einer Beziehung aber nicht möglich ist, es sei denn, du willst unglücklich verheiratet sein. Wenn du den Kampf gewinnst, bist du unglücklich, weil du mit einer besiegten Frau leben musst. Wenn du verlierst, steht dir der Alptraum bevor, Sklave und Fußmatte einer Domina zu sein. (Das ist kein Alptraum für dich?)

Lass die Feindseligkeiten sein, wenn du ihr Kompromissbereitschaft in kleinen Dingen (die dir wichtig sind) zutraust. Sie verlangt ja nicht dein Leben, sondern nur deine vorbehaltlose Unterstützung. Vorbehaltlos bedeutet für sie, so oder so weiterzumachen, gemeinsam durch Dick und Dünn zu gehen. Im Gegenzug dafür wird sie großzügig, liebevoll und dankbar sein.

Wer sagt dir das? Wenn sie nicht so ist, obwohl du dich Tag und Nacht ins Zeug legst, um große Taten zu vollbringen, die alle Frauen des Stammes prinzipiell gutheißen, dann bist du mit der falschen Frau zusammen, dann hast du einen Drachen oder eine Hexe erwischt. Doch bevor du zu diesem Urteil kommst, lies noch einmal die »Arbeitsplatzbeschreibung«. Eine unverheiratete, rehäugige Sozialarbeiterin könnte dich aufgabeln, wenn sie mitbekommt, dass du unglücklich und zu haben bist, um dich zu ihrem Lieblingsprojekt zu machen.

Einer Frau, die etwas von der Ehe versteht und die Richtige für dich ist, wird es mit minimalen Kenntnissen sexueller Praktiken leicht gelingen, dich glücklich zu machen. Doch wenn sie von dir enttäuscht ist, kannst du dich auf einen intensiven Kampf gefasst machen. Luxusfreundinnen und »Glamazonen« sind hier natürlich nicht gemeint, denn die taugen nicht für eine Dauerbeziehung, weil ihre Zuneigung im Verhältnis zu deinem Konto ab- und zunimmt.

Ein verheiratetes Paar erlebt drei Ehen: die Ehe der Frau, die Ehe des Mannes und »die Ehe«. Das sind drei ganz verschiedene Perspektiven, die nicht im Zusammenhang betrachtet werden oder zwischen denen einfach umgeschaltet werden kann. Ziehe auch *ihre* Ehe in Betracht.

Manche Ehemänner geben ihrer Familie nicht den gleichen Stellenwert wie ihrer Frau. Viele Mütter hingegen sehen ihre Kinder und die Familie an erster Stelle vor ihrem Mann, ohne je bewusst darüber nachzudenken. Viele Mütter sind sofort bereit, ein Organ für ihr Kind zu spenden, zögern aber, bevor sie in Erwägung ziehen, das für ihren Ehemann zu tun. Und das ist vollkommen legitim. So wie Frauen denken, brauchen die Kinder sie auf eine Weise, wie du sie nicht brauchst.

Für eine Frau ist es durchaus normal, ihre Mutterrolle an die erste Stelle zu setzen – und wenn sie arbeitet, gleichzeitig Schuldgefühle zu haben, die Familie zu vernachlässigen. Nur sehr wenige Männer tun das, geschiedene Väter ausgenommen. Weder Ehemänner noch Ehefrauen verteilen diese Rangfolge in böser Absicht und sie schätzen ihre andere Rolle als Elternteil oder Partner auch.

Die Haltung von beiden Partnern ist durch ihre unterschiedlichen Prioritäten und Werte bestimmt, was andere Werte nicht zurücksetzt. Doch uns beschleicht ein Gefühl von Unsicherheit. Wir fühlen uns nicht geliebt. Männer werden eifersüchtig, wenn der Frau die Kinder ›wichtiger‹ sind, und werfen ihr vor, ihre Bedürfnisse zu vernachlässigen. Die Ehe läuft auf Sparflamme, bis sich etwas ändert. Wir hoffen, dass nicht wir es sein müssen.

Wenn eine Frau einen Mann heiratet, hofft sie, dass er sich ändern wird, doch er tut es nicht. Wenn ein Mann eine Frau heiratet, hofft er, sie wird sich nie ändern, aber sie tut es.

Ich liebe diesen Spruch und ich habe mich gefreut zu hören, dass jüngste Entdeckungen von Schriftrollen und Fragmenten in den Höhlen der Sinai-Wüste bestätigen, dass Moses das auch schon wusste.

Männer sind in den Augen von Frauen selbstsüchtige, faule Monster, die keine großartigen Leckereien verdienen. Obwohl wir von klein auf indoktriniert werden, zeigen sich, wie sie meinen, kaum Resultate. Wir seien im Grunde nicht erziehbar und das ist in ihren Augen eine Kardinalsünde.

Das bedeutet, Frauen glauben, Männer kapieren einfach nicht, wie sich die Welt wirklich dreht. Doch Männer glauben das umgekehrt auch von Frauen. Sie haben das schon auf dem Spielplatz auf die harte Tour gelernt. Wie du mir, so ich dir. Doch du bist es, den das »so ich dir« trifft.

Der Zweck dieses Buchs ist, Strategien zu vermitteln, wie die Flut von Kritik vermieden werden kann, weil wir nach Einschätzung der Frau ständig etwas falsch machen. Wenn du Fußball spielst oder stundenlang angeln gehst und Spaß daran hast, könntest du zu Hause Schwierigkeiten bekommen, weil sie meint, sie könne nicht einfach so abhauen, weil es so viel zu tun gibt – und du solltest dich auch mal um das Baby kümmern. Ihrer Meinung nach verhältst du dich egoistisch, drückst dich und bist nicht für die Familie da.

Sie erlebt deine angebliche Freiheit als Ungerechtigkeit. Dabei ist diese Freiheit für die meisten Männer sowieso nur eine Illusion. Wenn auch sie sich diese Freiheit nehmen könnte, könntet ihr beide ein bisschen auftanken, statt dass keiner von euch Erholung hat. Doch Frauen können das oft gar nicht, weil sie sich schuldig fühlen, wenn sie sich Vergnügen gönnen, oder meinen, es nicht zu verdienen. Du wirst schon einen Weg finden, deiner Partnerin Auszeiten zu verschaffen. Das ist das beste Gegenmittel gegen den Vorwurf der Selbstsüchtigkeit.

Wir müssen nicht das Haus putzen, wenn wir uns niedergeschlagen fühlen. Wieso auch? Tatsache ist, dass Männer das Thema Schmutz und Staub überhaupt nicht verstehen. Schließlich wissen wir, dass ein bisschen Schmutz das Immunsystem stärkt und dass sterile Sauberkeit ein Traum ist, der nur in der »Vogue« Wirklichkeit wird. Wenn du die Haustür nicht mehr auf bekommst, ist es an der Zeit zu entrümpeln. Wenn du all deine Klamotten und Unterwäsche aufgebraucht hast, ist es Zeit, die Waschmaschine zu suchen. Es sei denn, du hast eine Frau. Die meisten Männer können die Waschmaschine gar nicht bedienen, es sein denn, sie hat es ihm gezeigt. In deiner Vorstellung übertreibt sie es mit sauberer Wäsche so sehr, dass du dir darüber nie wieder Sorgen zu machen brauchst.

Du kannst an dieser häuslichen Front arbeiten. Versuch es! Wenn du dich auf die Nase legst, steh wieder auf und zieh das Programm durch. Andernfalls kann es nach Jahren der Verweigerung mit endlosen Reibereien und Unfreundlichkeiten zur vollständigen ›Systemblockade‹ kommen. Dann erwartest du nicht einmal mehr, dass sie nett zu dir ist.

Versteh doch, dass sie für ihr emotionales Investment eine Rendite haben möchte. Sie möchte einen ›Torwart‹ im Rücken haben. Wenn sie sich wegen dir emotional ausgelaugt fühlt, wird sie ihre Freundinnen nicht enttäuschen, die alle nur darauf wetten, dass du es nicht schaffst. Zeig, dass sie Unrecht haben!

▶ Gegensätze ziehen sich an

Zahl gewinnt, bei Adler verlierst du.

Zwei Menschen fühlen sich durch Schicksal und Bestimmung, Zufall, Karma, Chemie oder was auch immer zueinander hingezogen. Was zählt, ist allein, dass sie glücklich zusammenbleiben. Sicher würdest du gern in vielen Bereichen besser, funktionstüchtiger, stärker und attraktiver sein und Gefühlsqualitäten haben, für die dich alle bewundern und beneiden. Wie toll, dass sie so viele dieser Eigenschaften hat.

Wenn du das eine bist, mag sie das andere sein. Wenn du eine Fertigkeit besitzt, hat sie die ergänzende. Ihr beide bildet eine solide Kombination. Es ist, als würden wir jemanden suchen, der mehr von dem hat, was wir für uns selbst wünschen.

Unglücklicherweise führt das gelegentlich aber auch zu inneren Spannungen, weil wir uns mit dem Anderssein des Partners und der Unvertrautheit auseinandersetzen müssen. Weil du keine Frau bist, kannst du niemals hundertprozentig zustimmen. Und umgekehrt. Die Qualitäten, die anfangs so attraktiv schienen, verlieren schnell ihren Reiz, wenn du einen Tiefpunkt erlebst, statt Höhepunkte mit ihr zu haben. Was euch beiden gemeinsam ist, verursacht selten Meinungsverschiedenheiten, solange ihr beide Fans der selben Fußballmannschaft seid. Es ist ein Wunder, dass es so vielen gegensätzlichen Menschen gelingt, Kompromisse und Vereinbarungen einzugehen, die für ein Zusammenleben unverzichtbar sind.

Denk mal an Paare, die du kennst, wo beide sehr verschieden sind. Du fragst dich, wie die zusammengekommen sind. Was sieht sie in ihm? Wie erträgt er sie? Doch dann frag dich auch, ob sie glücklich sind. Wenn ja, dann wissen sie vielleicht etwas, das du nicht weißt. Beziehungen müssen nicht perfekt sein, es sei denn, du bist ein rechter Deutscher. Arrangierte Ehen haben genau so große Erfolgschancen wie jede andere (solange sie nicht gerade vom Computer oder übers Internet arrangiert wurden).

»Erkenne dich selbst.« Du bist der stille Typ, ein wenig zurückhaltend, und sie ist aufgedreht, lebendig und extrovertiert? Sie will mit dir tanzen! Was machst du dann? Sie steht mit Schwung und Elan morgens um Sechs auf, während du so etwa gegen Elf langsam wieder Leben in deinem Körper spürst. Gegen neun Uhr abends wird sie müde und um zehn Uhr klappen ihr die Lider runter, während du bis in die frühen Morgenstunden hellwach bist. Sie möchte mehr von dir und würde gern viele Stunden (verschlungen) mit dir verbringen. Manchmal fühlt sie sich von dir verlassen, wenn du deine Stellung wechselst – oder ausgehst. Du genießt ihre Gesellschaft, aber in viel kleinerer Dosierung und unterbrochen von Stunden des Alleinseins oder ungestörten Grübelns (deine Gesellschaft mit dir selbst). Du hast vielleicht das Gefühl, keine Luft zu bekommen, weil ihr so viel Zeit zusammen verbringt. Schlimmer noch, wann immer du Lust auf sie hast, schwächelt sie vor Müdigkeit und Überforderung.

Männer und Frauen verbringen viel Zeit damit, sich zu wundern, warum ihnen das andere Geschlecht das Leben so unnötig schwer macht.

Männer und Frauen verbringen viel freie Zeit damit, sich zu wundern, warum ihnen das andere Geschlecht das Leben so unnötig schwer macht. Dass jede Geschichte statt einer Wahrheit zwei Seiten hat, bedeutet, dass uns die Unterschiede unendlich unterhalten können. Dann ist völlig nebensächlich, dass wir alle im Leben letztlich dasselbe wollen.

Warum sind Männer so selbstsicher, auch wenn ihnen das Leben schlechte Karten ausgeteilt hat, während sich Frauen aus vielen Gründen ängstlich und schuldig fühlen, obwohl es kaum einen Grund dafür gibt? Zu oft kommen konträre Befürchtungen hoch und richten verheerenden Schaden an. Der eine Partner befürchtet, verlassen, der andere, erdrückt zu werden. Wenn die Angst groß ist, fühlt es sich falsch an, den Wünschen des Partner nachzukommen.

Bereite dich auf grundlegende Meinungsverschiedenheiten darüber vor, wessen Werte richtig sind. Sei auf Spannungen und abstruse Diskussionen gefasst. Erlaube dir, wütend zu werden oder depressiv, wie die meisten Paare.

Versuch eine Gehirnwäsche bei deiner Partnerin, damit sie so denkt und fühlt wie du, das wäre die einfachste Lösung für dich. Jedenfalls, wenn sie sagt, du sollest dich ändern und sollest aufhören, dich so zu verhalten, wie es nun mal deine Art ist, weil du damit deine Liebe zu ihr beweisen würdest und dass du schließlich erwachsen bist, dann solltest du dich unbedingt weigern. Du willst dir doch nicht zu viel Stress machen? Es ist doch noch immer besser, ein Mitglied des anderen Geschlechts auf die Palme zu bringen, als dich mit dir selbst auseinander zu setzen. Du könntest dich aber auch doch ändern. Und EFT anwenden, um das einfacher hinzukriegen.

Andererseits, falls sie Chinesin ist oder Afrikanerin oder irgendeiner anderen Kultur angehört, wirst du gut abschneiden, wenn du dir das auf Schritt und Tritt klar machst. Jedes Mal, wenn sie die Augenbraue fragend hochzieht, frag dich: »Ist das eine chinesische Geschichte? Denken sie so in Shanghai?« Und wenn sie wirklich komisch wird, in einer merkwürdigen Sprache murmelt und aus beiden Ohren Dampf kommt, kannst du dich damit trösten, dass Chinesinnen mit deutschen Männern nun mal ganz besondere Probleme haben. Es ist also nicht deine Schuld. Bleib unabhängig von jeglicher versöhnlichen Geste ganz entspannt. Du kannst schließlich nichts dafür, dass ihre Sozialisation so bizarr war. Du kannst sie nicht ändern. Ihre Programmierungen, ihre Bildung, ihr Verständnis für das Leben und die Männer wurden geprägt, bevor sie dich traf. Alle Männer in ihrem bisherigen Leben waren Chinesen. Sprichst du Chinesisch oder einen verwandten Dialekt? Aber sie spricht Deutsch. Was also kannst du schon tun?

Frauen haben andere Werte als du. Zumindest setzen sie andere Prioritäten. Frauen wachsen in einer anderen Kultur auf.

Sie glauben an andere Dinge als du, besonders ihre negativen Überzeugungen, Verletzungen, Schuld, Furcht und Zweifel. Vielleicht bist du die Quelle ihrer größten Schmerzen.

▶ Kritisieren

Nur Idioten und Rockstars behandeln Frauen wie Sklavinnen und ich habe in letzter Zeit keine einzige CD von dir gehört.

In diesem Abschnitt geht es um Kritik an ihr. Falls du zu viel kritisiert wirst, dann lies noch einmal die »Arbeitsplatzbeschreibung« und »Das Programm« bevor du handelst.

Ich rede hier von sticheln, meckern, höhnischen Bemerkungen und herausfordernder Wortwahl, was sich zu destruktiver Kritik summiert. Doch selbst ›konstruktive‹ Kritik vermittelt deiner Partnerin: »Ich habe Recht. Ich weiß mehr als du und du hast unrecht, du bist dumm.« Es ist ein Spiel, das du spielst, und du verlierst dabei, ohne es zu merken. Es ist sehr unwahrscheinlich, dass du damit viel zu einem glücklichen Zusammenleben beiträgst. Also, gib diese Art von Kritik auf. Frag deine Partnerin doch mal: »Hast du dich jemals von mir kritisiert gefühlt?« Und dann hör gut und still zu!

Kritik ist Gift für eine Beziehung. Nach langem Siechtum stirbt die Liebe schließlich. Das verlässlichste Warnzeichen für Probleme in einer Beziehung ist, wenn ein Partner den anderen fortwährend kritisiert. Der Kritisierte nimmt es persönlich, darauf kannst du wetten.

Warum sind wir so sehr daran interessiert, wie sich andere benehmen, wo wir doch selbst genug schlechte Angewohnheiten haben, die uns selbst eigentlich hundert Jahre Selbsttherapie abverlangen? Nichts gibt dir das Recht, deine Freundin zu kritisieren, es sei denn, du bist perfekt. Doch selbst dann, glaubst du wirklich, du könntest jemanden ändern? Wenn es auch sehr befriedigend sein mag, andere darüber aufzuklären, wie dringend sie sich ändern sollten, früher oder später müssen wir selbst in den sauren Apfel beißen. Negative Gefühle hindern uns daran, andere wirklich anzunehmen. Ich empfehle EFT für dieses Problem.

Einige unglückliche Männer können das Kritisieren nicht lassen, weil sie Frauen kontrollieren wollen. Glückseligkeit ist so jedenfalls nicht zu erreichen, doch deine Nächte werden ruhig verlaufen, mal abgesehen vom unterdrückten Schluchzen einer Frau.

Die Frau am Steuer, die du im Auto kritisierst, ist gerade für dein Leben und das eurer Kinder verantwortlich. Also sei aufmunternd und rücksichtsvoll. Was deine Sorgen betrifft, so mach sie geltend, sag was du für recht und fair hältst. Tue, was immer hilfreich ist.

Du hast nicht das Recht, deine Partnerin zu kritisieren.

Willst du Recht haben oder willst du glücklich sein? Lies das Folgende sehr sorgfältig, es ist das Zweitwichtigste im ganzen Buch: Du hast nicht das Recht, deine Partnerin zu kritisieren. Sie tut gemäß ihrer Erziehung, Konditionierung und Lebenserfahrungen ihr Bestes. Und dasselbe gilt für dich. Sie ist nicht die Ursache deiner Probleme. »Wer von euch ohne Sünde ist, werfe den ersten Stein.«

Entweder bist du ein Teil der Lösung, indem du ihr hilfst, oder du bist ein Teil des Problems und dann ist dein Kritisieren in meinen Augen das eigentliche Problem. Sieh erst einmal zu, dass du selbst zurecht kommst, bevor du dich aufmachst, irgendeines ihrer offensichtlichen Probleme zu behandeln. Wenn du Zweifel hast, dann frag sie mal, was sie meint, was deine Probleme sind – und nimm dir das zu Herzen.

Necken und Foppen kann das Kritisieren auf spaßige Weise ersetzen, aber wirklich nur, wenn du das sanft tust und dich auf ihre Stärken konzentrierst. Es macht Spaß, anderen auf lustige Art Vorwürfe zu machen, wenn man damit durchkommt. Es kann sehr amüsant sein. Viele Familien haben Frotzeln und Verulken zu einer Kunstform entwickelt. Solange das freundlich geschieht, ist es ein Spiel, aber es darf nicht aus dem Ruder geraten.

Sei mitfühlend, wenn du nicht perfekt sein kannst.

▶ Vom Umgang mit Nörgeln

Ich bin der Herr im Haus: Was meine Frau sagt, wird gemacht!

Kram deinen Ehevertrag raus und durchforsche ihn nach irgendeinem Hinweis auf Nörgeln. Du wirst keinen finden. Sag deiner Partnerin, Nörgeln sei keine Option und dass du zu einem Zustand von Eheglück zurückkehren möchtest. Deine Partnerin wird dich mit fröhlichem Lächeln ansehen und sagen: »Liebling, wie umsichtig von dir, das zu erwähnen. Ich fühle mich gerade ein bisschen müde und irritiert vom Überlegen, wie ich dich auf meine Bedürfnisse und Gefühle aufmerksam machen könnte. Nachdem ich das Haus sauber gemacht und die Kinder gefüttert habe, kann ich mich noch ein wenig ausruhen, bevor deine Fernsehsendung anfängt. Wenn ich mich ein bisschen frisch gemacht habe, kannst du mir gern deine Pläne erklären, wie du künftig zuverlässig, berechenbar und verantwortlich unser Leben mitgestalten willst. Ich weiß schon, es wird auf Rosen gebettet sein.«

Frauen sind nicht rechthaberisch. Sie haben für alles, was sie tun, gute Gründe, genau wie du. Wenn deine Frau böse mit dir ist und dir ist das egal, dann hast du das Fell eines Büffels, die Gefühle einer Kröte und die Intelligenz einer Schnake. Wie kannst du glücklich sein, wenn sie es nicht ist? Wenn du mir hier nicht mehr folgst und vorziehst, mit einem Gegner statt mit einem Freund zu leben, dann los! Bei einigen Paaren ist das Beste, was man über ihre Ehe sagen kann, dass dadurch zwei anderen Menschen unnötiges Leid erspart bleibt.

Männer, hört aufmerksam zu! Wenn eine Frau mit ihrem Ehemann Zoff hat und denkt, ihr Eheleben sei nichts mehr wert, dann dauert es noch viele Monate, bis sie das Projekt aufgibt. Die durchschnittliche Dauer der Desillusionierung beträgt achtzehn Monate bis drei Jahre. Männer sind viel eher geneigt, die Dinge Tag für Tag, Woche für Woche hinzunehmen. Wenn deine Frau also im Streit mit dir regelmäßig den Kürzeren zieht, dann tickt die Uhr, denn sie versucht schon seit Monaten, dich zu verstehen.

Du ignorierst diesen Zeitrahmen auf eigene Gefahr. Nimm ihre Anspielungen ernst! Wenn du eines morgens aufwachst und sie dich gerade verlässt, dann denk nicht: »Gestern beim Frühstück war doch noch alles in Ordnung.« Wenn sich deine Freundin eine ernstere Beziehung (Bindung, Ehe, Haus, Kinder...) mit dir wünscht, hat sie sich das nicht erst letzte Woche überlegt. Sehr wahrscheinlich hat sie schon bei eurer zweiten Verabredung daran gedacht, doch jetzt erst spricht sie es aus. Bedenke das, wenn du sie nicht an einen Mann verlieren willst, der weiß, was er wirklich will im Leben.

Bonobos (Affen) haben sehr häufig Sex. Es ist eine soziale Geste, vielleicht auch nur, um in Übung zu bleiben. Kein Anthropologe hat bei dieser Tierart jemals Nörgeln beobachtet. Zusammengehörigkeit zahlt sich aus.

Was fürchten Männer?

- kontrolliert zu werden
- unterdrückt zu werden
- herumkommandiert zu werden
- verletzt zu werden
- unfähig zu sein

▶ Den Horizont erweitern

Von allem, was ich verloren habe, vermisse ich meinen Geist am meisten.
Frank Farelli

Was jetzt kommt, verbessert dein Verhalten und erweitert deine Arbeitsplatzbeschreibung entsprechend ihrer Bedürfnisse. Es ist beunruhigend, weil es sich fremd anfühlt. Und das ist es auch. Viele geraten in Panik, wenn sie mit der Notwendigkeit konfrontiert sind, Kompromisse zu machen und Veränderung zu akzeptieren, nachdem die Flitterwochen und die ersten ein, zwei Jahre vorüber sind. Chinesisch lernen oder Steilwandklettern ist einfacher, als sich diesen Veränderungen anzupassen. Nach vielen verzweifelten Kämpfen entschließen sie sich dann, den Partner zu verlassen, der leicht austauschbar scheint. Wahrscheinlich wird sie der nächste in einen ähnlichen Prozess verwickeln.

Du möchtest, dass sie mehr wie du ist, denkt wie du und dir zustimmt. Dann wäre alles einfacher. Ja, das wäre es, wenn du sie dazu bringen könntest, aber das kannst du nicht. Der letzte Mann, den ich kannte, der meinte, er hätte seine Frau erfolgreich auf seine Linie gebracht, fand schließlich heraus, dass sie mit einer lesbischen Freundin glückliche Stunden verbrachte, nachdem sie sich von ihrer chronischen Depression erholt hatte.

Eine Frau mag sich an die Illusion klammern, ein Mann würde die weibliche Sicht der Dinge akzeptieren, wenn er sie liebt. Das ist so lachhaft wie der Versuch, einen übergroßen Motor in ein kleines Auto einzubauen, damit es mehr Kraft hat. Die überdimensionierten Motorkräfte reißen das zu leichte Chassis in wenigen Stunden in Stücke. Männer haben Angst vor Kritik und Veränderung. Deshalb geben sie sich lieber dem Sport hin und trinken mit ihren Kumpels.

Einige Frauen brauchen Einsicht in die schreckliche Wahrheit und Anleitung, damit umzugehen, dass sie einen Mann nicht ändern können, wenn er ein schlechtes Bild von sich hat. Zuerst einmal, meine Damen, gewinnt unsere Aufmerksamkeit! Das könnte ein köstliches Essen sein und ein Nachtisch aus enthäuteten Weintrauben, die uns liebevoll in den Mund geschoben werden, danach eine sinnliche Massage und ein stundenlanges Bad voll quälendem, erotischen Entzücken. Ich weiß, dass diese Prozedur ein wenig aufwendig scheint, wenn es darum geht, Socken und Unterwäsche nicht herumliegen zu lassen, doch es ist ein Beispiel dafür, was wirkt. Fast alle Männer sind für diese oder eine ähnliche Vorgehensweise empfänglich.

Wir fahren uns fest und sind enttäuscht, weil unsere wunderbaren Vorstellungen von Partnerschaft nicht funktionieren. Im Nebel der Enttäuschung überlegen wir, was Früchte tragen könnte. Hier kommt das wirklich widerwärtige Wort mit V: Veränderung. Die beste Art, dich zu ändern, ist, dich so lange über nutzlose und unwirksame Ideen zu ärgern, bis alles andere, egal was, besser scheint. Wenn das zu lange dauert oder zu oft zur Scheidung führt, dann nimm die Abkürzung und akzeptiere deine Fehler. Unsere Fehler sind wirklich das Einzige, was wir unser eigen nennen können. Zigeuner sollten mehr über Finanzverwaltung und Buchhalter Samba tanzen lernen.

Frauen wissen, dass es in der Welt Hunderte von Farben gibt, nicht nur eine Hand voll. Und eine Frau kann auch nicht mit nur drei Paar Schuhen auskommen. Das ist biologisch unmöglich. Du kannst solche wirklich erstaunlichen Tatsachen herausfinden.

Es ist immer eine gute Idee, ein paar unbedeutende schlechte Gewohnheiten und sogenannte Kavaliersdelikte beizubehalten, damit sie nicht denkt, es gäbe nichts mehr zu verändern oder dass »er zu gut ist«. Das wäre für Ehefrauen oder Freundinnen eine erschreckende Aussicht, die eine fortlaufende Beschäftigung mit ihrem Lieblingsprojekt, also dir, erfordert. Stell dir vor das »Licht in deiner Finsternis« hockt mit ihrer Freundin zusammen und sie haben nichts, aber auch gar nichts über dich zu tratschen. Sie würde sich beraubt fühlen.

▶ Woher kommen die Probleme?

Ich bin mein Leben lang unterwegs, um Leuten zu erklären, was ihr Verhalten bewirkt.
Frank Farrelly

Psychiater und Psychologen behaupten, die Antwort zu kennen. Ich stelle fest, dass ihnen das persönlich jedenfalls nicht viel hilft, und ich glaube, dass wir alle nach Hilfe bei den schwierigen Dingen im Leben suchen. Wenn du schlau sein willst, kannst du sagen, deine frühe Jugend sei an all deinen Problemen schuld. Das wird heute niemand bestreiten, der belesen ist.

Jeder hat Probleme. Einige Verhaltensweisen sind uns persönlich so vertraut,* dass sie fest in unserem System verdrahtet und ganz ›natürlich‹ und ›normal‹ scheinen. Ich ziehe vor zu glauben, dass es nach der prägenden Jugend viele charakterbildende und lebensverändernde Erfahrungen geben kann. Die größte Aufgabe von Therapeuten und Betreuern besteht darin, ihren Klienten die Auswirkungen ihres Verhaltens auf andere deutlich zu machen.

Machen wir die Erfahrung, um unserer selbst willen geliebt zu werden und nicht nur für das, was wir tun, besonders für andere? Genauer gesagt, wie wollen wir unsere Probleme lösen? Auf unsere Füße blickend stolpern wir den Lebensweg entlang.

Im Allgemeinen bekommen Männer heutzutage nicht genug väterliche Aufmerksamkeit, um zu erkennen, dass ihr Papa stolz auf sie ist. Frauen können ihr halbes Leben damit verbringen, sich nach der Anerkennung durch ihre Mutter zu sehnen. Wie können wir in den Augen unserer Partner gut sein, wenn wir auf solche Probleme in ihrer Psyche treffen? Unsere unnötige Negativität verletzt sie zutiefst, wo sie sich doch nach dem Guten sehnen, einem gemeinsamen Gefühlsleben, das nährt. Wir sind einfach nicht gewohnt, genügend Bestätigung zu bekommen.

*im Orig.: *familiar.* Anm. d. Autors: familiar [vertraut] kommt von family [Familie]

Wie viele Männer sind froh, endlich der rosaroten, aufgeputzten Welt von Mamas aufgeräumtem Haus zu entkommen, nur um ein paar Jahre später in der »zärtlichen Falle« zu sitzen? Wenn du eine Person (oder einen Partner) verstehen willst, dann sieh dir seine Eltern und deren Beziehung genau an. Sieh dir die Geschwister der Eltern an und alle ihre Freunde. Und sieh dir die Errungenschaften und Meinungen, das gesellschaftliche und kulturelle Leben all dieser Menschen bis in die Gegenwart hinein an. Dieses Datenmaterial gibt dir Einblick in die Prägung und Konditionierung, die dein Partner ausgehalten hat – oder genossen.

Es ist eine verlässliche Weise, die Natur einer Person einzuschätzen. Wir ziehen im Leben eine psychische Spur, schreiben einen Streckenbericht, den jedermann lesen kann. »Der Apfel fällt nicht weit vom Stamm«, hat mein Papa immer gesagt. (Und warum fiel sein Apfel immer auf die anderen Äpfel drauf?)

Warum tut sie das, was sie tut? Einige Mysterien des Lebens werden nie enthüllt. Wenn du denkst, dass sie schuld an allen deinen Problemen sei, dann erfüllst du das Stereotyp des gefühllosen, egoistischen, ignoranten Mannes (und das wollen wir in meinem Buch nicht). Sei ehrlich, wenn das Familienleben den Männern überlassen bliebe, würden wir in zwei Generationen wieder in Höhlen hausen.

Leider bekommen Männer nicht viel Hilfe. Wir bräuchten sie dringend, aber wir haben Angst, als Versager dazustehen, wenn wir darum bitten. Wir ziehen vor, Dinge in Kauf zu nehmen, statt herauszufinden, was wir erreichen könnten, wenn wir sie besser verstehen würden. Wir wollen nicht darüber nachdenken, wir wollen nicht darüber reden. Ich habe gehört, dass es Männer verunsichert, über ein Problem nachzudenken, das »nicht gelöst werden kann«. Das ist für sie ein Garantieschein für Enttäuschungen, weil darüber zu reden nichts zu ändern vermag, soweit es sie betrifft. Nun versuch mal, mit einer Frau zusammenzuleben, die das genaue Gegenteil glaubt und es tatsächlich genießt, ins undichte Boot zu steigen (wir reden hier von dem Problem), und auch noch erwartet, dass du immer wieder mitziehst.

Viele Frauen bekommen in Bezug auf Männer Hilfe von anderen Frauen. Die beste Therapie erfolgt ohnehin in liebevollen Familien und in guten Ehen. Diese Art von Hilfe ist ein Vorläufer von Psychologie und Psychiatrie. Die menschliche Natur hat sich, so lange die Geschichte zurückreicht, überhaupt nicht verändert. Die einzigen Organisationen, die immer bereit waren, sich um diese Probleme zu kümmern und wirkliche Hilfe anzubieten, waren die großen Religionen.

▶ Die Showbusiness-Theorie*

Du kannst persönliche Probleme als Showbusiness betrachten. Jeder inszeniert seine Show und braucht dafür Zuschauer, wie ein kleines Kind, das einen Trotzanfall hat. Wenn wir älter werden, wird die Show sehr viel subtiler und wirkungsvoller, mit ausgeklügelten Effekten. Wir können den Teufelskerl geben oder die ungerecht behandelte Frau. Es gibt Tausend Varianten von Opfer- und Täterrollen.

Zuschauer zeigen nur drei Reaktionen: applaudieren, einschlafen oder weggehen. Manche Schauspieler haben das erstaunliche Talent, andere dazu zu bringen, das zu tun, was sie wollen. Warum sollten sie je ihre Show ändern? Doch wenn uns das Publikum davonläuft, müssen wir die Show ändern oder losziehen und sie woanders aufführen. Sehr wenige Darsteller ändern ihre Show, doch genau das schlage ich vor.

Du und deine Partnerin habt eure Show. Ist das lieblose Manipulieren und das Punktesammeln mit Absicht zerstörerisch? Nein, doch es endet so.

*Nochmals vielen Dank an Frank Farrelly, Professor für Psychologie und Begründer der Provokativen Therapie.

▶ Sex

Sex ist schmutzig, wenn es richtig gemacht wird.
Woody Allen

Sex ist eine ernste Angelegenheit, die richtig ausgeführt werden muss. Sie sollte niemals Amateuren überlassen werden. Es gibt eine richtige Art, eine verkehrte Art und die Art und Weise, wie man's bei uns macht. Wenn du beim Sex viel falsch gemacht hast, solltest du dich schämen und es noch einmal tun.

Die meisten sexuellen Probleme werden von psychischen und Beziehungsproblemen begleitet. Ein Besuch beim Arzt kann helfen, ein physisches Problem auszuschließen.

Es ist sehr sonderbar, aber Frauen denken, Männer hätten »Erfahrung«, obwohl offensichtlich ist, dass viele das Falsche viele Male getan haben, statt von Frauen zu lernen, wie es wirklich geht. Frauen sind beim Berühren zurückhaltend und müssen lernen, fest oder fester zu sein. Männer hingegen müssen sich unter fortgesetztem Feedback die Fingerfertigkeit eines Mikrochirurgen erarbeiten. Es gibt einen Unterschied zwischen einer Klitoris und einem Tresen. Den Weg zum Tresen finden die meisten Männer. Lerne vom Experten – von ihr.

Du weißt, wie wohl du dich nach dem Sex fühlst? Gut. Frauen wollen sich wohl fühlen, *bevor* sie Sex haben. Sonst wollen sie meist lieber keinen Sex. Warum ist das so? Für einen Mann gibt es drei Arten von Sex: mittelmäßigen, guten und großartigen. Viele Frauen hingegen nutzen die Zeit des Verkehrs konstruktiv, indem sie die Einkaufsliste durchgehen.

Sex ist wie ein Drei-Gänge-Menu: Vorspeise, Hauptspeise und Nachspeise. Ist dir egal, in welcher Reihenfolge du isst? Ob du mit der Nachspeise anfängst? Oder niemals die Hauptspeise erreichst? Sei abenteuerlich – iss mal vietnamesisch.

Viele Sexualtherapeuten verlassen sich darauf, die bewährte Methode der Sprachsteuerung zu vermitteln, die auch gut im

Dunkeln funktioniert: höher, tiefer, fester, sanfter. Sex und Telepathie passen nicht zusammen. Wenn du etwas möchtest, musst du darum bitten. Wenn du auf Telepathie angewiesen bist, um deinen Partner zu beglücken, kommst du in Schwierigkeiten. Gib ihr 'ne Hand,* aber eine, mit der sie etwas anfangen kann.

Ein Frauenkörper ist nicht nur die schönste Schöpfung Gottes, er ist auch eine Präzisionsmaschine, deren Innenleben unbeschreiblich ist. Dein Rechner und dein Auto sind Schrott, verglichen mit ihren exquisiten Funktionen. Vorsicht, zerbrechlich!

Falls du fragst, wird sie dir die geheimnisvolle Arbeitsweise ihres Systems erklären. Ein kleiner Tipp nebenbei: Die erogenste Zone ist ihr Ohr, also das, was sie hört. Alles andere ist nur eine Frage des Fingerspitzengefühls und des Trainings.

Ein guter Grund, einen Orgasmus vorzutäuschen, ist für eine Frau, einer weiteren Stunde wirkungsloser ›Stimulierung‹ zu entgehen. Der wirkliche Wert der sexuellen Revolution ist, dass es nun so viele lehrreiche Bücher mit Abbildungen und Techniken gibt. Lies mal im Supermarkt ein Frauenmagazin, sonst bist du nicht auf dem Laufenden. Du entdeckst erstaunliche Enthüllungen über die Klitoris und wie man sie finden kann. Frauenmagazine sind vollgestopft mit detaillierten Anweisungen. Die Leserinnen erfahren, wie sie ihren Mann befriedigen können, wie er es noch nie erlebt hat. Wo sind die Frauen, die das Zeug lesen?

Frage: »Wie weiß dein Mann, ob du einen Orgasmus hattest?« Antwort: »Er merkt es nicht, weil er nie dabei ist.«

Kauf einen Ratgeber und schaut ihn gemeinsam an. Danach gibt es praktische Übungen und eine Abschlussprüfung. Nicht, dass ich euch empfehlen will, wildes Vergnügen und hemmungslosen Spaß zu haben, schließlich könnte das für viele junge Therapeuten, die sich auf die vergleichsweise neue Disziplin der Sexualberatung spezialisiert haben, Arbeitslosigkeit bedeuten.

*im Orig.: *give her a hand:* hilf ihr

Es könnte auch die nächtlichen Programme einiger kommerzieller Fernsehsender ruinieren, die für den Geburtenrückgang in den Industrienationen verantwortlich sind.

Massage, von einem begeisterten Amateur mit guten Absichten ausgeführt, kann genauso viel Spaß machen wie Sex, kann dazu führen oder ihn ersetzen. Wir bekommen »Hauthunger«, der befriedigt werden will. Da genügt ein Händeschütteln nicht. Wenn du Massagen magst, möchtest du sie regelmäßig bekommen. Frauen lieben es, wenn ihnen die Füße oder der Nacken massiert werden. Ich hab gesagt Nacken und Füße, du Dussel. Wenn du grenzenlos reich wärest, würdest du dich täglich massieren lassen. Warum darauf warten, dass der Aktienmarkt umschlägt?

▶ Interessante medizinische Tatsachen

für all jene, die sich mit Intimitäten abgefunden haben

- Wenn ein gesunder Mann nicht regelmäßig Sex hat, explodiert seine Rohrleitung oder kann so anschwellen, dass er daran stirbt. Zumindest aber wird er unter vorzeitigen Alterserscheinungen, Arteriosklerose, rauer Haut und periodischen Depressionen leiden.
- Männer sind von der Evolution dafür konstruiert, schnellen Sex zu haben, für den Fall, dass sich die Frau entschließt wegzulaufen.
- Sexuelle Entspannung löst eine Flut von natürlichen Morphinen in dem Bereich des männlichen Gehirns aus, der für Beziehungen zuständig ist. Männer beschließen daraufhin, dass alles in Ordnung ist.
- Männer, die oft die Hand einer Frau halten, werden bald andere Dinge oft halten dürfen.
- Die Haut des Penis ist sehr empfindlich, aber sie ist auch der Teil des Körpers, der nach traumatischer Reibung am schnellsten nachwächst.

- Es ist für ein Baby unmöglich, ohne äußere Hilfe durch die Vagina zu gelangen, weil sie nur gerade groß genug für ein erigiertes männliches Organ ist.
- Der Pushup-BH hat viele Männer veranlasst, vorzeitig eine Brille zu tragen.
- Männer sind unordentlich und schmutzig, Sex beweist das.
- Frauen furzen etwa fünf Mal pro Tag, doch kein Mann hat das je mitbekommen.
- Androgene (männliche Sexualhormone) finden sich auch bei Frauen. Sie sind dafür zuständig, Erregungsgefühle zu erzeugen. Ich nehme an, dass es deshalb auch für Männer in Ordnung ist, sie zu haben.
- Eine Frau kann unmöglich erregt sein und Sex genießen, wenn der Abwasch noch nicht gemacht ist.
- Männer würden im Allgemeinen lieber Okay-Sex mit einer Frau haben, die sie anbetet, als heißen Sex mit einer Unbekannten. Das spricht für langfristige Beziehungen. In diesem Buch spielt heißer Sex mit der Angebeteten eine Hauptrolle.
- Frauen täuschen nie einen Orgasmus vor – beim Einkaufen.
- Männer geben ihrem Penis Kosenamen, weil sie nicht wollen, dass wichtige Entscheidungen von einem Fremden getroffen werden. (Ein alter Witz, aber ein guter.)

▶ Sexuelle Probleme

Manche Menschen sagen, Frauen brauchen für Sex einen Grund, während Männer einen Ort brauchen. Ich würde nie so barsch sein, aber ich habe gehört, dass manche Frauen Schmusen und Küssen genau so gerne mögen wie die »andere schreckliche Sache«.

Natürlich gibt es sexuelle Probleme, aber Paare können heute, wenn nötig, Hilfe bekommen. Viele sexuelle Probleme sind

Beziehungsprobleme, die sich sexuell ausdrücken. Gute Freunde werden die meisten ihrer sexuellen Probleme vergessen, nachdem sie das Fachwissen über Beziehungen erworben haben, über das ich in diesem Buch schreibe. Und wenn das nicht genügt, werden sie sich bei einem Fachmann Hilfe holen und nicht dem Partner die Schuld geben. EFT kann Wunder wirken, was die Spannungen und Sorgen anbelangt, die Probleme verursachen.

Ich erinnere mich an eine liebe alte Dame, die jetzt im Bridgeclub des Himmels weilt, die nach Jahrzehnten der Einsamkeit eine Affäre mit einem Nachbarn hatte. Ihre größte Angst war, sich einen Knochen zu brechen. Ihre Tochter wettete, sie würde sich nicht trauen, mit mir das Erektionsproblem ihres Freundes zu besprechen. Die Tochter hat die Wette verloren. Sie erzählte mir, sie würden Schach spielen, wenn er mal wieder lahmte, um die gemeinsame Zeit zu genießen. Sie war zu einer Zeit aufgewachsen, in der es tabu war, sich »da unten« zu berühren. Beide begeisterten sich für das Vorspiel und hatten regelmäßig Sex. »Warum sollten nur junge Leute, die nicht schwanger werden wollen, Spaß haben?« Ich traf sie Monate später auf der Straße und sagte zu ihr: »Du siehst aber gut aus!« Sie nahm mein medizinisches Urteil lächelnd entgegen.

Frauen brauchen für Sex einen Grund, Männer einen Ort.

Wenn deine Erektion etwas zu wünschen übrig lässt, gibt es ausgezeichnete Medizin, die wirklich hilft. Doch hol sie dir von deinem Hausarzt und lass dich bei der Gelegenheit einmal durchchecken. Wenn du die Pillen wirklich brauchst, können sie Wunder für dein Selbstvertrauen und dein Liebesleben wirken.

Das häufigste Sexualproblem ist heute fehlendes Verlangen infolge von Erschöpfung. Du fühlst dich abends um Elf nicht mehr so spontan und lebendig, wenn du den ganzen Tag hart gearbeitet hast. Achte auf deinen persönlichen Fahrplan und nimm dir Zeit für die Liebe.

Seltsame Dinge gehen heute in der Welt vor sich. Mädchen machen Männern ganz offenherzig unsittliche Anträge. Sie reden über die wabbeligen Teile, über den Waschbrettbauch, Brust und Po, ganz ohne Scham. Glücklicherweise wissen Männer, wie sexistisch so ein Benehmen ist, und versuchen Abstand zu nehmen. Bereite dich auf einen Rollenwechsel vor. Frauen werden das Beste von beiden Welten haben, während wir Männer uns über unsere Gefühle von körperlicher Unzulänglichkeit Gedanken machen und das bei einer schönen Tasse Kaffee mit den Jungs besprechen.

▶ Affären

Rechtsanwälte, Steuerberater, Psychologen und Therapeuten befürworten außereheliche Beziehungen unbedingt, denn der Schmerz und das Chaos, die dadurch verursacht werden, sichern ihre Jobs auf unbegrenzte Zeit. Kein Rat von mir oder sonst jemandem wird verhindern, dass Männer und Frauen außerehelichen Sex haben, wenn sie keine Achtung und Wertschätzung für ihren Ehepartner empfinden. Jeder, der einsam, betrunken, bedürftig, unreif oder verzweifelt genug ist, kann so blöd sein, einen Fehltritt zu begehen. Trotzdem kann man es dem, der einen liebt und einem vertraut, nicht wirklich erklären.

Geistig oder körperlich von einem der zahllosen attraktiven Menschen um uns herum – jemand Neues – in Versuchung gebracht zu werden, ist nicht dasselbe, als zu tun, was man bedauern wird. Ist der wahre Grund des Problems Niedergeschlagenheit? Die Midlife-crisis? Oder ist die Beziehung am Ende?

Wenn sich deine Partnerin infolge all deiner guten Arbeit als etwas Besonderes fühlt und du umgekehrt auch und wenn dir eure Beziehung wunderbar Halt gibt, dann spiel nicht russisches Roulette damit. Das ist doch gesunder Menschenverstand, oder?

Wenn sich eine Frau in deinem Kopf einnistet, obwohl du verheiratet bist, dann hast du ein Problem. Ich würde sagen, du fühlst dich derzeit nicht so mit deiner Partnerin verbunden. Kümmere dich um das Hauptproblem, das Zwei-Personen-Problem, und frisch deine Partnerschaft auf. Es ist nicht wirklich ein Drei-Personen-Problem. Füg nichts hinzu. Natürlich ist das einfacher gesagt als getan und es ist eine einsame Herausforderung. Deshalb könnte es gut sein, dich psychologischer Unterstützung anzuvertrauen.

Wenn wir denken, in einen neuen Partner verliebt zu sein, können wir leicht vergessen, wie wir uns alle im Laufe der Zeit verändern. Dadurch ergeben sich Probleme, mit denen wir uns so oder so auseinandersetzen müssen, sie gehören zur Realität einer Beziehung. Die meisten Probleme entstehen durch unsere eigenen Reaktionen und negativen Überzeugungen. Egal mit welchem Partner.

Auch Frauen haben Affären. Ja, ich denke mir das nicht aus. Ein oder zwei unter einer Million können in Versuchung geraten fremdzugehen, doch jeder weiß, dass es hauptsächlich Männer tun, weil sie sich nicht beherrschen können. Unglücklicherweise haben verflixte Wissenschaftler in der Bevölkerung DNA-Tests durchgeführt und mit den Resultaten ihrer gedankenlosen Experimente viele normale Menschen ohne guten Grund zutiefst erschüttert. Sie wollen uns weißmachen, dass bis zu zehn Prozent aller Kinder in ganz normalen Familien nicht die Kinder ihres Vaters sind. Als nächstes werden sie wohl auch noch die Mutterschaft in Frage stellen. Jeder hat eine Mutter und einen Vater – wollen wir es dabei belassen, okay?

Ich habe herausgefunden, dass eine Ehefrau, die Abstand von ihrem Mann nimmt und eine Affäre mit einem anderen Mann hat, nur sehr selten ihre Ehe wieder aufnimmt. Das mag damit tun haben, dass die Jahre vor ihrem Ausbruch voller Verärgerung, Verletzungen und Enttäuschungen waren. Es kann aber auch sein, dass es in diesen Herzensangelegenheiten eben kein Zurück gibt.

▶ Geld

Wer schnell gibt, gibt doppelt.

Meine intensiven Forschungen haben herausgebracht, dass man Geld braucht, um eine Partnerin für sich einzunehmen. In Kenia sind es Kühe, in Arabien waren es Kamele. Warum werden all die gut aussehenden Kamele zuerst weggeschnappt? Ohne Geld musst du auch deine Nahrung selbst anbauen, weil du sonst verhungerst. Also ist Geld wichtig. Geld ist nicht alles. Doch es sind Menschen mit Geld, die es sich leisten können, das zu sagen. Es ist besser, reich und glücklich zu sein, als arm und glücklich.

Es gibt dein Geld, ihr Geld und unser Geld. Frauen brauchen ihr eigenes Geld, weil sie sich sonst abhängig fühlen. Eine Frau möchte sich bei niemandem entschuldigen müssen, weil sie sich ein neues Kleid gekauft hat. Für dich mag es klar sein, dass du »dein« Geld mit ihr teilst, aber das musst du ihr auch deutlich sagen. Vielleicht denkt sie auch, dein Geld sei komplett »unser« Geld. Dann musst du etwas für dich zurückbehalten oder als deines deutlich machen.

In ihrem Denken kann ihr Gehalt für die Miete bestimmt sein, folglich hat sie selbst »nichts«. Geld von »deinem« oder eurem Bankkonto abheben zu müssen, kann Gefühle auslösen. Oder ein Geschenk von dir ist von »eurem« Geld gekauft, dann ist es nicht »dein« Geld oder das »richtige«.

Wenn du Spielchen spielen und Ärger machen willst, ist Geld ideal dafür geeignet. Du kannst zum Beispiel knauserig sein und es so erklären, dass du verantwortlich mit dem Geld umgehst. In Wirklichkeit bist du aber nicht großzügig zu der Frau, die du liebst. Die goldene Regel ist, dass der mit dem Gold die Regeln macht. Aber wie auch immer ihr mit eurem Geld umgeht, vertraut ihr einander? Mit Vertrauen ist es wie mit der Schwangerschaft, ein bisschen geht nicht.

Ich kann mir nicht helfen, aber ich denke, dass Eheverträge, die einen der Partner finanziell sehr einschränken, früher oder später zu Vertrauensproblemen führen. Das ultimative Zeichen einer guten Ehe ist ein gemeinsames Bankkonto und die Vereinbarung einer Summe, die jeder für sich verwenden kann, ohne darüber Rechenschaft ablegen zu müssen. Genug Geld zu haben, bedeutet, nicht darüber streiten zu müssen, was für die Familie dringend gebraucht wird, sondern offen darüber reden zu können, was gewünscht ist.

Weil wir Männer die finanzielle Verantwortung übernehmen, können berufliche Veränderungen oder Arbeitslosigkeit ein schmerzliches Wechselbad der Gefühle auslösen. Du solltest aber bedenken, dass deine Frau und deine Familie dieselben Sorgen durchmachen. Sie haben vielleicht Vorstellungen, was man machen könnte. Nicht zu arbeiten, finanzielle Unterstützung annehmen zu müssen, können sich Männer kaum vorstellen. Doch in Zeiten gesellschaftlichen Umschwungs ist auch die Rolle eines Hausmanns in Betracht zu ziehen.

▶ Der schlechte Partner

Ich war's nicht, das war mein böser Zwilling.

»Schlecht« ist eine Frau oder Freundin, wenn wir nicht mit ihr auskommen können, weil sie zu viel braucht oder fordert, launisch ist, verärgert, immer unglücklich und uns übermäßig weh tut oder aufregt. Sie weist uns zurück, ist unfair, nörgelt, quengelt, ist distanziert oder kühl, ignoriert uns und ›vergisst‹ Sex. Sie schätzt weder unsere Arbeit, noch macht sie sich Gedanken um die Hypothek. Sie will nichts von unseren Sorgen oder den Problemen auf der Arbeit hören. Sie ist zu locker oder zu steif (such aus, was du nicht magst). Selbst wenn du eine Betriebsprüfung gut überstanden hast, hat sie schlechte Laune.

Besonders in Stresssituationen tritt die schlechte Partnerin gern in Erscheinung. Sie ist die, von der wir immer gehofft haben, ihr nie zu begegnen. Ihr Verhalten ist ausgesprochen frustrierend und ärgerlich. Sie hat eine dunkle Seite und es ist ein Rätsel, wie der ›gute Partner‹ (also du) an sie geraten konnte. Falls es auch vorher schon etwas chaotisch in deinem Leben zuging, wird es diese Freundin auf die Spitze treiben.

So hat es nicht in unserem Drehbuch gestanden. Am Ende gibt es nur noch elende Gefühle. Wir versinken im Treibsand der Partnerschaft und brennen emotional aus oder denken, dass es so kommen wird, wenn sich nichts ändert. Durch all diese Verletzungen können wir zum Opfer werden. Selbst wenn die schlechte Partnerin nur selten in Erscheinung tritt, kann sie verhängnisvolle Reaktionen bei uns auslösen. Und noch schlimmer, es dämmert uns, wir könnten selbst auch ein schlechter Partner sei. EFT hilft, mit beidem umzugehen.

Ein vorhersehbarer Schmerz ist besser, als emotional vernichtet zu werden. Manche Beziehungen sind wie eine Vendetta: Der Streit hört nicht auf, ist aber vorhersehbar. Ist das der Grund, warum es vielen Männern nicht gelingt, ihre Probleme mit Frauen zu lösen? Sie müssen gewohnt sein, sich mit Frauen eine Welt voller Probleme einzuhandeln. Jedenfalls ist das die einzige Schlussfolgerung, die ich ziehen kann, wenn ich das Durcheinander sehe, das manche Männer mühelos produzieren.

Wir sind nicht so schwach, oder? Du willst, dass sie wieder dein liebes Mädchen ist. Sofort. Während du darauf wartest, probier aus, was ich in diesem Buch empfehle. Und mach viel EFT. Mach es regelmäßig und schau, was mit dir geschieht. Vielleicht macht sie dann ja mit.

Manchmal, wenn dir absichtlich Schmerz zugefügt wird, kann dir die schreckliche Wahrheit dämmern. Es geschieht zu deinem Besten, um dich wach zu rütteln, um die private heilige Regel in dem ungeschriebenen Vertrag in deinem Kopf zu brechen, wie ein Paar zu sein hat. Wenn es so ist, kann die Ungerechtigkeit dieser Qual lähmend wirken. Du verstehst vielleicht nie, dass nur jemand, der dich liebt, so viel aufs Spiel setzen kann, um etwas zu erreichen.

▶ Deine Sorgen

Jungs sind Jungs, aber Männer sind noch besser darin.
Amanda Bishop

Herrn Perfekt gibt es nicht, aber wenn du ein Benehmen nicht änderst, das jede Frau für immer abstößt, was willst du dann erreichen? Ich rede von deiner ›dunklen Seite‹, dem falschen Teil in dir, dem Teil, an den du nicht einmal denken, geschweige denn etwas dagegen unternehmen magst. Ich meine all deine schlechten Gewohnheiten, über die nicht einmal deine besten Freunde mit dir sprechen. Wenn du diesen Teil von dir nicht ansehen willst, warum sollte sie es dann? Du bist nicht immer ein »Kind des Universums, das seelenruhig durch Lärm und Trubel schreitet«.* Oft hast du schlechte Laune, bist mürrisch oder verärgert, während du einen der seltenen Parkplätze in der Straße des Lebens suchst.

Jetzt, in deiner Ehe, entdeckst du dank deiner Partnerin und eurer Meinungsverschiedenheiten deine schlechten Gefühle. Sie lösen das Schlimmste (und das Beste) in dir aus. Das Schlimmste sind die Muster deiner Erziehung und deine Lebenserfahrung als Mann. Das ist »die Hölle, die du kennst« und nicht das, was sein könnte.

Wenn du ein mathematischer Fachidiot bist, erwäge die Tatsache, dass die Verantwortung für viele Partnerprobleme zu fünfzig Prozent bei einem der beiden Partner liegt. Natürlich ziehen wir nicht in Betracht, dass wir Schuld haben könnten, sondern geben sie ihr. Sie erwidert diese Aufmerksamkeit. Die Verletzungen steigern sich dramatisch: ein unheiliger Bund. Wenn ich mit Paaren

*Gedicht vom Max Ehrmann

arbeite, bitte ich anfangs immer, dass der Partner vortritt, der gewillt ist, die meiste Schuld auf sich zu nehmen.

Warum sind wir so am Versagen anderer interessiert, wo wir doch genug bei uns selbst finden können? Es mag wirklich faszinierend sein, deiner Partnerin Vorhaltungen über ihre Fehler zu machen, weil es dich vom Hauptthema ablenkt: Wie gehen wir mit unseren eigenen Fehlern um? Sie ist nicht die Ursache unseres Problems, es scheint nur so. Wir reizen uns gegenseitig. Warum? Das ist eben so. Letzten Endes sind wir gegensätzlich. Wir sind in verschiedenen Kulturen aufgewachsen. Wir denken, fühlen und glauben in vielen wichtigen Angelegenheiten anders. Entweder inspiriert dich das, eine Einigung zu finden, oder du sehnst dich nach dem Dreißigjährigen Rosenkrieg.

Warum sagen Frauen zu Männern, sie sollten erwachsen werden? Sind wir nicht schon groß genug? Kennst du dich selbst? Vertraust du dir? Wenn nicht, warum sollte sie? Mord verstößt gegen das Gesetz und das ist auch der einzige Grund, warum manche Männer nachts ruhig schlafen können.

Frauen glauben, Männer würden unnötig Probleme verursachen, weil sie nicht mal zu verstehen versuchen, weil sie nicht über wirkliche (also weibliche) Probleme nachdenken, weil sie nicht zu reden bereit sind.

Männer glauben, dass sich Probleme, die sie nicht verursacht haben, irgendwie in Wohlgefallen auflösen werden. Deshalb ignorieren sie ihre mögliche Verantwortung.* Wenn du dazu beiträgst, ein angespanntes Verhältnis aufrechtzuerhalten, was wird dann aus deiner Lebensqualität?

Was fürchten Frauen?

- misshandelt zu werden
- nicht respektiert zu werden
- ignoriert zu werden
- schikaniert zu werden
- verletzt zu werden

*i. Orig. *response-ability:* die Fähigkeit, zu erwidern; ein Wortspiel mit *responsibility:* Verantwortung

Natürlich kann sie nicht mit all deinen Fehlern umgehen und du nicht mit ihren. Es gibt nur einen Grund, tapfer zu sein, und der ist, dass du sie liebst.

Wenige Menschen wachen eines morgens mit dem Wunsch auf, jemanden zu verletzen, doch häufig geschieht das trotzdem. Wir müssen verantwortungsvoll handeln.

Manche Männer denken, Hunde seien besser als Frauen, weil sie immer beglückt sind, dich zu sehen und weder etwas dagegen haben, wenn du betrunken nach Hause kommst, noch sich beschweren, wenn du ihre Kinder weggibst.

▶ Ich bin schlecht

Behandle sie garstig, halte sie scharf.

Irgendwie hat sich herumgesprochen, dass gewisse Männer Frauen kontrollieren, drangsalieren und tyrannisieren wollen und sie belauern, wenn sie abgewiesen werden. Nun ja, das ist wahr. Es trifft genauso auf einige Frauen zu. Wenn du ein Mann bist, der Frauen nicht wirklich mag, oder mit einer Frau verheiratet bist, die keine Männer mag, dann gibt es ein Feuerwerk.

Eine Frau zu kontrollieren, ist wie einen Frosch sezieren, du lernst nicht viel dabei und der Frosch stirbt. Die Blume in ihr verwelkt unter deiner Pflege. Für eine Weile wirst du die Kontrolle haben, doch in Wirklichkeit hast du eine Sklavin. Du wunderst dich, warum sie nicht mehr fröhlich ist? Ist dies die beste Beziehung, zu der du fähig bist? Ist dies dein Ziel? Ist es dir wirklich egal, wie gekränkt ihr beide seid? Du hast kein Selbstvertrauen – mit gutem Grund.

Wenn du sie anlügst, forderst du Ärger heraus. Wenn Betrug zur Grundlage eurer Beziehung wird, ist alles, was du erwarten kannst, Betrug. Es wird Schwierigkeiten geben. Falls sie kein besseres Angebot annimmt, kannst du dich mit einer lauwarmen Beziehung begnügen, aber sei darauf gefasst, oft sehr unglücklich zu sein.

Wenn du an dieser Stelle erkennst, dass du sehr eifersüchtig, unsicher und besitzergreifend bist und deswegen Schwierigkeiten mit ihr hast, dann solltest du über professionelle Hilfe nachdenken.

Häusliche Gewalt bedeutet, dass der, der zuschlägt und den anderen verletzt, ein Problem hat, das durch Einschüchterung nicht gelöst werden kann. Es bedeutet, dass deine Partnerin *deinetwegen* in Furcht lebt. Hole dir professionelle Hilfe! Warte nicht, bis dir das von der Polizei oder einem Gericht gesagt wird. Es ist ganz gleich, wer angefangen hat, wer provoziert hat, was zuerst gesagt wurde oder wer unrecht hat. Wenn du deine Freundin mit Schlägen bestrafst, ist das Körperverletzung. Du begehst mit häuslicher Gewalt ein Verbrechen. Das kann doch für dich oder euch beide nicht in Ordnung sein, selbst wenn es Ausdruck emotionaler Verletztheit ist. Von Recht oder Unrecht ist das weit entfernt, doch wenn ihr beide denkt, das sei in Ordnung, dann habt ihr eine missbräuchliche Beziehung.

Ein solches Verhalten entbehrt jeglicher guter Absicht so sehr, dass es kein Partner lange aushalten kann. Die Tatsache, dass es einige Frauen scheinbar ertragen, verschleiert, dass sie in Furcht vor einem Mann leben. Sie fühlen sich unwichtig und minderwertig. Sie existieren nur und verlieren alles Selbstvertrauen und alle Selbstachtung und jegliches Gefühl dafür, wer sie sind. Sie denken sogar, es sei ihre Schuld, dass sie misshandelt werden. Ich persönlich bin der Ansicht, dass emotionale Gewalttätigkeit und Misshandlung auf Dauer genauso gemein und zerstörerisch sind, wie körperliche Misshandlung, aber Gerichte und die Gesellschaft sehen das nicht so dramatisch. Der Kampf um Dominanz und Kontrolle kann sich in jeder Partnerschaft zeigen, wenn sie aus dem Ruder läuft. Es ist ein offenes Geheimnis, dass es auch in lesbischen Beziehungen zu so einem Machtkampf kommen kann. Wir erwarten alle Respekt, aber nicht alle bekommen ihn.

Wenn du als Mann so missbräuchlich mit einer Frau umspringst, kannst du dich in der Gesellschaft wirklicher Männer nicht sehen lassen. Mit einem solchen Benehmen ziehst du alle ordentlichen Männer in den Dreck. Du verlierst durch dein krankes Verhalten ihre Achtung und die Achtung der Frauen und der Gesellschaft.

Gute Männer belästigen oder drangsalieren Frauen niemals. Sie achten und verehren sie. Gute Männer beschützen und helfen Frauen, sorgen für sie und wertschätzen sie. Wenn nötig, sterben sie für sie und ihre Kinder. Erwachsene Männer missbrauchen ihre Macht nicht, um Frauen zu dominieren. Sie leben ein ehrenhaftes Leben und tun ihr Bestes. Sie sind auch alleinerziehende Väter, Hausväter und sehr häufig Betreuer ihrer kranken Frau. Sie verachten Vergewaltiger, Verbrecher, Säufer und Schläger.

Falls du durch ein Wunder dieses Buch in die Hände bekommen hast und von dem Wunsch beseelt bist, dein Verhalten zu ändern, dann gebe ich dir den Rat, von dir aus das Richtige zu tun und professionelle Hilfe zu suchen. Man wird dir helfen, dich deiner Verletztheit zu öffnen. Wir sind alle schon mal verletzt worden, nur manche eben viel schlimmer als andere. Wachst du morgens auf und wünschst jemandem Schlechtes? Ich hoffe nicht, aber ich wäre naiv, wenn ich glauben würde, dass es nichts Böses in dieser Welt gibt.

Oder wirst du von einer Frau misshandelt? Provoziert sie durch Aggression, Herumstoßen, Schlagen, Ohrfeigen, Kneifen, Verprügeln, mit Dingen werfen, Verbrennen, Messerstechen und so weiter? Dann ist sie der misshandelnde Teil und genauso fehlgeleitet und unausgeglichen wie ein Mann, der so etwas tut. Dann braucht sie Hilfe, du aber auch. Bleib in keiner Beziehung, in der die körperliche Vereinigung von Gewalttätigkeit begleitet ist, ob nun körperlich oder emotional, denn das ist nicht in Ordnung.

Wenn deine Partnerin gewalttätig war, ist es nicht deine Schuld, denn was immer du getan oder nicht getan hast, entschuldigt ihr Verhalten nicht. Es ist geschehen, weil deine Partnerin ausgerastet ist. Es ist *unrecht*. Es ist ein Kampf um Macht und Dominanz. Es ist nicht »nichts« und es wird wahrscheinlich wieder geschehen.

Erzähl deine Geschichte jemandem, der gewillt ist, dir zuzuhören, der dir glaubt und hilft, ohne zu verurteilen. Natürlich glaubt man in unserer Kultur heutzutage Männern nicht, wenn sie von solchen Misshandlungen und Gewalttätigkeiten erzählen, genau wie Frauen früher bei diesem Problem mit Hohn, Verachtung und Gespött überschüttet wurden. Eines der Ziele des Feminismus war, dass sich Männer am Wachstum und an der Veränderung der Bewegung beteiligen und das bedeutet jetzt sicherlich auch, die Tatsache häuslicher Gewalt wahrzunehmen und darüber zu sprechen. Ich hoffe, Männer wie Frauen schauen die schreckliche Wahrheit an, dass Menschen missbrauchen, nur auf unterschiedliche Art und Weise.

Ich sage damit nicht, Frauen seien genauso körperlich brutal wie Männer, wenn was verkehrt läuft, doch einige Frauen sind es. Ich bagatellisiere auch die Verletzungen nicht oder weise sie von der Hand, die Frauen als Gruppe täglich durch gestörte Personen und Psychopathen (meist Männer) erfahren. Ich sage nur, dass in einer unglücklichen Beziehung Männer und Frauen gleichermaßen leiden. Keines der beiden Geschlechter ist Gewinner.

Ich möchte das in der Hoffnung sagen, der gegen Männer gerichteten Stimmung entgegenzuwirken und in der jüngeren Generation eine neue Gesinnung zu unterstützen. Ich freue mich auf eine Zeit, in der guten Vätern die Töchter anvertraut werden und Väter ihren Kindern mehr von sich geben. Unsere Zukunft liegt in den Menschen, den Söhnen und Töchtern der Kinder von heute. Sie werden auf unsere Zeit zurückblicken und uns dafür bedauern, dass wir Menschen nicht als Individuen geschätzt, sondern sie mit Geringschätzung und Zynismus für enge kulturelle Ansichten und Ideologien geopfert haben.

▶ Was ist falsch daran, ärgerlich zu sein?

Nichts, falls du Sizilianer bist und Blutrache magst. Du kannst gerne wütend sein, das ist nicht das Ende der Welt. Ein Problem ist allerdings, dass Frauen mit offenem Zorn nicht so gut umgehen können, weil sie nicht so daran gewöhnt sind wie wir. Sie mögen das nicht. Es macht ihnen Angst. Und es ist nicht ihre Art, wütend auf Menschen zu sein, die ihnen wichtig sind, wie beispielsweise eine Freundin, es sei denn, die Beziehung ist am Ende. Was können wir davon lernen, Leute?

Du bist kein Trottel, wenn du tust, was deine Frau will.

Shit happens. Flugzeuge stürzen ab. Welten kollidieren. Tu es, wenn es unbedingt sein muss und wenn du gerade mal nicht von Menschenliebe erfüllt bist, doch bedrohe nie die Beziehung. Das heißt, behalte sie im Herzen, selbst wenn du verärgert bist. Verschließ ihr gegenüber nicht dein Herz. Beziehe Stellung, erkläre deine Wahrheit, aber erhalte die Verbindung. Dein Lächeln kann tausend Worte wert sein. Tausend Worte machen eine Entschuldigung weniger notwendig. Eine Entschuldigung erspart tausend Kämpfe.

Du hast meine Erlaubnis. Du kannst aus der Haut fahren. Doch achte darauf, dass du hohen oder sehr hohen Kredit hast. Und bevor du es tust, frag dich, was der konstruktive Zweck ist. Was willst du damit erreichen? Dann mach einen kurzen Spaziergang von ungefähr fünfzehn Kilometern, bevor du etwas tust, oder warte eine halbe Stunde und sieh, wie du dich dann fühlst. Immer noch wütend? Dann los!

Ist es nicht seltsam, wie wir uns selbst beobachten, während wir eine Auseinandersetzung austragen? Du könntest dem Beobachter in dir erlauben, die Show zu stoppen, wenn sie dir auf die Nerven geht. Wenn der Sturm schließlich vorüber ist und alle wieder aus ihren Ecken hervorkommen können, dann stell ihr Vertrauen in dich wieder her. Sag ihr, du hattest deine mentale

Periode und es wird bis nächsten Monat nicht wieder vorkommen. Das kann sie vermutlich verstehen. Seid wieder Kameraden. Das ist immer das beste Ende. Behandle deine dunkeln Gefühle und negativen Glaubenssätze mit EFT.

Übrigens, du bist kein Sklave oder Waschlappen oder Trottel, wenn du tust, was deine Frau will. Du hörst nicht auf, du selbst zu sein, oder gibst deine Natur auf, nur einen Teil deines Benehmens. Versuch es mal auf ihre Art. Und wenn du mit dem, was sie möchte, nicht einverstanden bist, dann tu es für sie. Sie wird fair sein, wenn du großzügig bist.

Warum sich aufregen? Später erinnert sich niemand mehr daran, was das Problem war. Zum Beispiel, wenn du das gute Zeug aus diesem Buch nutzt. In ein paar Jahren werden dich die Leute nach dem Geheimnis deiner glücklichen Ehe fragen.

▶ Beziehungsgifte

Dahinter stecken berechtigte Gefühle, die ihren Platz in deinem Leben haben. Die Frage ist nur, was für einen Platz? Falls sie die Szene dominieren, wie ist das passiert? Seid ihr beide geboren, um so zu leiden?

Diese primitiven, reaktiv-erbosten Gefühle werden von unserem uralten Reptiliengehirn gesteuert, das im Überlebenskampf sehr nützlich ist, aber ein wenig überfordert, wenn es mit den unbedeutenden Unzulänglichkeiten in deiner Umgebung konfrontiert ist. Dieser alte Teil unseres Gehirns löst bestimmte Verhaltungsweisen aus, was erklärt, warum manche so schnell und stark auf Unzulänglichkeiten und Schwierigkeiten reagieren. Natürlich, wenn irgend so ein Tölpel mit seinem Geländewagen zwei Parkplätze belegt, während du verzweifelt

nörgeln
sticheln
zanken
Fehler finden
Schuld geben
verurteilen
nicht vergeben

nach einem suchst, könnte das einen Mord rechtfertigen. Aber es ist ungehörig, deine Frau und Kinder und manchmal dich selbst mit Rage in Schrecken zu versetzen. Mit EFT kannst du dich um diese Reaktionen in einer Weise kümmern, wie es nur wenige Methoden bieten.

Unsere erste Reaktion ist häufig durch unser telepathisches Denken bedingt: »Sie sollte wissen, dass ich das nicht mag.« Also sollte sie es natürlich auch nicht tun. Aber sie weiß es eben nicht oder sie hat es vergessen. Du könntest ihr das sagen – höflich.

Frauen haben keine Ahnung, wie heftig Männer darauf reagieren, herumkommandiert zu werden. Sie machen sich nicht klar, dass ein Mann niemals tun wird, was ihm gesagt wird, wenn er dabei kein gutes Gefühl hat. Es verunsichert Frauen, wenn Männer, die sie mögen, nicht genug mit ihnen sprechen. Sie versuchen hingegen, kommunikativ zu sein und geben ausschweifende Anweisungen (»Befehle«), was erhebliche Verspannungen im männlichen Gehirn verursacht. Manche Männer sagen: »Sag mir, was ich tun soll, oder sag mir, wie ich es tun soll, aber nicht beides.«

Vielleicht redet sie gefühllos oder unfreundlich mit dir. Vielleicht gibt sie dir nach der Arbeit nicht genug Zeit und Raum, dich zu entspannen, und stellt Fragen, die nicht gerade weltbewegend sind, während du dich im Todeskampf mit einem Käsebrot befindest. Sie kippt ihre Probleme aus, obwohl du nicht aufnahmefähig bist – und bist du das nicht fast immer? Vielleicht hat sie keine Lust auf Sex, wenn du es möchtest. Einige deiner Bedürfnisse können niemals vollständig befriedigt werden. Seien wir ehrlich, sie ist nicht perfekt.

Es ist höchst unwahrscheinlich, dass du diese Probleme lösen kannst, aber das bedeutet nicht, dass daran irgendjemand (sie) Schuld hat. Das Problem ist, dass wir tief verletzt sind oder ärgerlich. Worte können beide verletzen, wenn die Bedeutung verloren geht, was wir dem Partner tatsächlich sagen wollen. Wenn du die Auseinandersetzung gewinnst, aber einer von euch schäumt oder weint, was hast du dann gewonnen? Die Konsequenzen unseres Handelns sind nicht so leicht zu überschauen, wenn wir die Welt nicht mit den Augen des Partners sehen können. Allerdings wird sie dir ihre Sicht sagen, auch wenn du es nicht hören willst.

Das ist nicht das Leben, für das wir uns angemeldet hatten. Wie kommt es, dass du aus der Haut fährst, wenn du doch weißt, dass ihr so gut zusammenpasst? Weil ihr aus verschiedenen Kulturen kommt (männlich und weiblich) und weil ihr beide die Welt gegensätzlich oder komplementär seht. Es ist eine übliche Phase in Beziehungen, intensiv zu streiten. Früher oder später erkennen wir die Sinnlosigkeit, im Rettungsboot zu kämpfen. Wir scheinen gemeinsam an einer Weggabelung zu stehen und ich denke, das ist nicht der Weltuntergang, darin steckt viel Potenzial. Der richtige Weg, etwas zu tun, der falsche Weg und der Weg des geringsten Widerstands – wird das mit der Zeit nicht ein bisschen langweilig?

Es ist weder verkehrt noch schlecht, langsam auseinander zu driften, das geschieht ganz natürlich im Laufe eines Lebens nach deinen eigenen Regeln. Die Frage ist vielmehr, wie man wieder zusammenkommt. Deshalb hat das kosmische Bewusstsein das romantische Wochenende erfunden.

Paradoxerweise kann sie die hilfreichste Person in deinem Leben sein und dir Seiten an dir zeigen, die du lieber niemals sehen würdest. Die Frage ist, packst du es? Es ist deine Lebenslektion. Zieh am gleichen Strang. Löse deine Probleme gemeinsam mit *diesem* Partner (oder dem nächsten oder in der nächsten Inkarnation). Hass und Gewalt haben noch nie ein Problem gelöst. Krieg beginnt im Herzen der Menschen. Alle Kriege gehen zu Ende.

▶ Große Probleme

Ich finde deinen Mangel an Glauben beunruhigend.
Darth Vader

Wenn du den Druck des Zusammenseins nicht aushältst, könnte das einen guten Grund haben. Vermutlich hat einer von euch oder habt ihr beide ein Problem, das Hilfe braucht – von einem Außenstehenden. Depressionen zum Beispiel sind ein Beziehungskiller, den du allein mit Alkohol oder Drogen nicht bewältigen kannst. Selbst mit Hilfe eines Partners ist es meist nicht zu schaffen. Viele Therapeuten denken, dass Männer, die große Probleme haben, oftmals unter Depressionen leiden. Sie neigen zur Selbstbehandlung und versuchen ihre Emotionen mit Alkohol, Sex, Spielen, Drogen und Arbeit zu beruhigen. Ich bin einer dieser Therapeuten. Du kannst nicht alles selbst behandeln. Oder du machst dir vor, alles sei doch in Ordnung, und unternimmst gar nichts. Lass dir helfen! Geh zu deinen Hausarzt und lass eine Vorsorgeuntersuchung machen. Erzähl dem Arzt, dass es dir nicht gut geht. Folge seinem Rat.

Du musst dein eigenes Problem in Ordnung bringen, deine Reaktionen auf das, was immer sie sagt oder tut. Das ist hart. Gefühle sind so schnell verletzt. Worte oder Verhaltensweisen können uns so tief treffen. Schnell denken wir, mit dem falschen Partner zusammenzusein. Einem Feind. Es scheint auf der Hand zu liegen, dass sie ihre schlechten Gewohnheiten ändern sollte. Dann würden wir uns so viel besser fühlen. Ja, würden wir, doch wie realistisch ist das?

An Tagen, an denen sie mal wieder nicht das Wunder und den Nervenkitzel spürt, mit dir zusammenzuleben, ist sie im Frust des Augenblicks vielleicht ein wenig unverblümt und taktlos. Ist es nicht so? Und, bist du dann verständnisvoll?

Wir ändern unser Benehmen nicht. Wir denken nicht über den Tellerrand. Wir denken überhaupt nicht viel. Wir ärgern uns. Über ihre Gedankenlosigkeit. Und werden launisch. Wir schmollen. Das sind alles unsere Reaktionen, die von einer anderen Person nur ausgelöst werden.

Bei solch giftigen Emotionen empfehle ich EFT, um wieder inneren Frieden zu finden und Hoffnung zu schöpfen, dass sich etwas ändert. Was können wir wirklich anderes tun, als an unseren eigenen Fehlern zu arbeiten. Und wenn es dafür einen einfachen Weg gäbe, könnten hartnäckige Konfliktprobleme, besonders Frust und Verwirrung, bewältigt werden. Die Partnerschaft würde sich für Veränderung öffnen.

▶ Stell dir diesen Wortwechsel vor:

Sie: *Ich will diesen Versager, den du Freund nennst, hier nie wieder sehen!*

Du: *Es macht mir nichts aus, dass du meinen besten Freund einen Versager nennst, Prinzessin. Augenscheinlich weise ich ohne großen Erfolg auf seinen Charme hin. Sein Einfluss mag, wie du unterstellst, unerbaulich sein und es ist nur richtig und fair, dass du deine Eindrücke und deine unbestrittene Lebenserfahrung mit denen teilst, die weniger weise sind, zum Beispiel mir. Ich werde bestrebt sein, mich seinem unheilvollen Einfluss zu entziehen.*

Nun ja, das ist jedenfalls besser als ein dritter Weltkrieg.

Dein Geist ist kein aufgeräumtes Regal mit archivierten Akten, wie du sie dir in deinem Computer vorstellst. Er ist ein Chaos. (Dein Computer auch, aber egal.) Gehe mit diesem Chaos um, so gut es geht, aber gib nie vor, es existiere nicht. Betrachte es so voraussagbar wie ein Schlachtgetümmel, bei dem selbst der beste General nicht weiß, was geschehen wird, der hat nämlich hauptsächlich mit Männern zu tun, die durchaus irrational und hysterisch werden können, wenn die Dinge nicht richtig laufen. Du musst einen Feldzug (Beziehung) führen, an dem zur Hälfte Frauen mit ihren bizarren Ansichten beteiligt sind. Und wenn du aufgepasst hast, dann weißt du auch, dass die ohnehin meist das Sagen haben.

Dieses Chaos wollen die eisten endgültig loswerden. Es geht nicht. Wir können es bestenfalls verringern, die richtige Haltung einnehmen, uns beruhigen (mit EFT zum Beispiel) und zurechtkommen. Dieses Buch ermuntert dich, das zu tun. Was ist denn schon so schlimm an einem bisschen Chaos? Ich habe »bisschen« gesagt.

Wir haben primitive Gefühle und Sorgen – unsere tiefsten Ängste. Unsere geheimen und persönlichen Überzeugungen sind tief verwurzelt und werden wahrscheinlich Reibereien verursachen, wenn wir uns die Konsequenzen nicht klar machen. Die Sorgen deiner finanziellen Verantwortung wegen können dich runterziehen. Vielleicht versteht das deine Frau nicht so richtig und rät dir, die Stelle zu wechseln: »Aber hör auf zu jammern!« Das ist nicht so einfach, doch wenn du dich verzweifelt von ihr abwendest und zum deprimierten Arbeitstier wirst, dann bekommst du ein Problem, das mit Geld nicht zu lösen ist.

Die Beziehung steht immer an erster Stelle, selbst wenn du total auf das Ziel ausgerichtet bist. Hilf dir selbst und beruhige dich mit EFT, dann hast du eine bessere Chance, langfristig zu überleben.

Verwandelt sie sich in ihre Mutter? Oder behauptet sie, du wärest genau wie ihr Vater? Das sind Schlüsselwörter für Ängste aus der Vergangenheit, wo wir noch darauf angewiesen waren, von unseren Eltern versorgt zu werden. Auch sie waren nicht perfekt. Sie hinterließen bei uns emotionale Narben. Jeder hat die. Gibt es ein Leben nach der Kindheit? Erholen wir uns von diesen Wunden oder geben wir der nächsten Person, die zufällig dranstößt, die Schuld? Wenn du glücklich sein willst, ist das jedenfalls keine gute Idee.

Diese Partnerin, die wir äußerst sorgfältig gewählt haben, kann uns vielleicht helfen, aber wir müssen es zulassen. Unterdessen erwartet sie, dass wir dasselbe für sie tun und es gut machen.

Wenn du nicht *beständig* das in ihren Augen Richtige tun kannst und auch nie getan hast, hast du mein Mitgefühl und ich denke, du solltest professionelle Hilfe in Anspruch nehmen, um die Hürden zu überwinden, die deinem Glück im Wege stehen. Umgekehrt, wenn sie bislang viel ›Pech‹ mit Männern gehabt hat und du nun *einer dieser Männer* bist, dann ist es für sie eine Wiederholung der alten Geschichte.

Nach einem langen Tag im Beratungszimmer ertappe ich mich manchmal dabei, dass ich über Liebesehen nachdenke. Was kann Schlimmeres dabei herauskommen, wenn man das Schicksal in die Händen eines erfahrenen Heiratsvermittlers legt?

Das Ergebnis

▶ Hingabe

Hoffung entspringt der Brust. Deshalb haben Frauen auch doppelt so viel davon.

Du kannst in einer Beziehung nur dann wirklich glücklich sein, wenn du selbst glücklich bist und eine Partnerin hast, die glücklich mit *dir* ist. Der erste Teil der Arbeit ist, deinen Platz im Leben und dich selbst zu finden. Wer kann für einen Partner attraktiver sein, als jemand, der auf eigenen Beinen steht, das Leben genießt und Spaß hat? Der zweite Teil ist, mit anderen umgehen zu lernen und Liebe, Zuneigung und Freundschaft auszutauschen. Wir verbringen eine Menge Zeit mit denen, die uns wichtig sind. Der dritte Teil ist, zu besonderen Menschen wirkliche Nähe zu entwickeln, das Gute zusammenhalten und mit dem Schlechten fertig werden, besonders mit den eigenen negativen Gefühlen.

Denk an all die kleinen Dinge, die ihr zusammengenommen große Freude bereiten. Bist du der großzügige Typ? Das würde helfen. Am Anfang eurer Beziehung hat das jedenfalls funktioniert und im Prinzip wird es immer wieder funktionieren. Und wenn es darum geht, etwas zu bekommen oder zu erwerben, dräng dich nicht vor, geh als Zweiter.

Stell dir einen Wettbewerb vor, bei dem jeder von euch der Hilfreichste und Großzügigste sein will, nur hast du schon vor Jahren den Überblick über den Punktestand verloren. Wenn du das mit dem Geben richtig machst, ist das von großem Vorteil. Sie wird vermutlich deinen jüngsten Blödsinn vergessen und sich in der wohltuenden Illusion aalen, dass du nun über den Berg bist und dich auf dem Weg zu wahrer Rücksichtnahme befindest. (Selbst wenn du deine Selbstbezogenheit nur vorübergehend in die Ablage gelegt hast.) Kannst du sie zum Lächeln bringen? Dann tu es! Es gibt nichts Wichtigeres zu tun. Ein Geschenk ist ein Geschenk. Lernen, einen Job richtig zu machen, heißt üben, üben, üben. Du musst es wollen.

Deine Bedürfnisse sind natürlich auch wichtig, aber erlaube ihr, in ihrem eigenen Tempo daran zu arbeiten. Das erfordert Vertrauen und Glauben. Am Anfang hat sie es getan, sonst wärt ihr ja nicht zusammengeblieben. Jetzt musst du nur dafür sorgen, dass sie die Arbeitsplatzbeschreibung kennt. Meist ist sie ihr schon bekannt, denn die Mehrzahl der Frauen findet es viel einfacher, mit Männern umzugehen, als umgekehrt.

Frauen sprechen viel häufiger unsere Sprache als wir ihre. Männer sind ihnen kein großes Rätsel. Sie wissen, dass wir Sex lieben, aber viel zu oft wissen sie nicht, ob wir *sie* lieben. Du liebst sie. Das ist gut. Aber fühlt sie sich auch von dir geliebt? Die Wahrheit kannst du nur direkt erfahren. Frag sie! Und mach dich auf ihre Antwort gefasst. Das Herz lügt nicht.

Kann ein Paar, dass auf diese Art großzügig miteinander umgeht, ein Leben lang zusammenbleiben? Ist die Kernfamilie möglich? Ist Monogamie möglich? In manchen Kulturen sind Frauen und Männer nicht so viel zusammen. Könnte es sich für westliche Paare vielleicht lohnen, diese Art von Koexistenz genauer anzuschauen? Ich weiß es nicht. Ein Narr fragt mehr, als ein Weiser antworten kann. Macht einen Schritt nach dem anderen, als Freunde, Kameraden und Liebhaber und haltet eure eigenen Interessen und Leben intakt.

▶ Akzeptanz

Es geht nicht darum, was du sagst, wenn es auch viele richtige Worte gibt, die gesagt werden müssen; es geht nicht darum, was du tust, wenn es auch viel Arbeit gibt; es geht darum, wie du bist.

Es gibt Lösungen. Den Kampf zu beenden, bedeutet, dass beide mehr von dem bekommen, was sie wirklich brauchen, statt Hunger zu leiden. Wir können Zug um Zug vorgehen, doch wer registriert den Spielstand? Wichtig ist, dass sich beide Mühe geben, zu verstehen und etwas zu tun.

»Right *or* wrong, my country«,* heißt in der Beziehung: Recht *und* schlecht, mein Partner. Akzeptiere sie großzügig. Sie ist nicht perfekt, aber du bist es auch nicht. Jeder hat Probleme. Wenn du der Glückspilz bist, der ihre Liebe und Zuneigung hat, du mit all deinen Fehlern, worauf wartest du dann noch? Geh los und revanchiere dich! Mach mich arbeitslos!

Wir sehnen uns nach Anerkennung. Männer sehnen sich danach. Und Frauen sehnen sich danach. Wir können nicht genug davon bekommen, aber wir denken oft, wir müssten sie uns verdienen. Männer sind daran gewöhnt, für das, was sie tun, belohnt zu werden. Frauen fühlen sich schuldig, wenn sie nicht genug für alle tun. Wer sagt seiner Frau schon mal *ohne Grund*: »Du tust mir gut«? Was ist mit den kleinen Geschenken geschehen, mit deiner

*»Recht oder Unrecht, (es ist) mein Vaterland.« Stephen Decatur, amerikanischer Seeoffizier (1779–1820)

Zuneigung, deinen Worten, deiner Umarmung, deinem Verständnis? In deinem Lächeln sieht sie deine Wertschätzung.

Wenn du auf ihre Bemühungen regelmäßig mit: »Das ist gut«, antwortest oder mit einer Variation dieses Themas, dann kannst du die restlichen schwierigen Einzelheiten mit etwas gutem Willen leicht lösen. (Wenn sich das herumspricht, werde ich von einer Meute arbeitsloser Therapeuten aus der Stadt gejagt.) Du zeigst damit deine Anerkennung, dass sie versucht hat, dir zu helfen. Tu es, einfach weil du nichts beweisen musst. Und besser noch, wenn das zur Gewohnheit wird, magst du dich selbst besser leiden als vor der Zeit, als du sie getroffen hast.

Als Ergebnis liebevoller Anteilnahme werden sich deine Werte wahrscheinlich ändern: »Wir tun, was wir können.« Du kannst ihre besten Eigenschaften übernehmen und umgekehrt. Mit der Zeit werden Partner einander immer ähnlicher.

Stell dir vor, ihr habt ein gemeinsames Konto, auf das ihr beide einzahlen könnt. Es ist ein Gefühlskonto, von dem ihr beide Beistand und Trost abheben könnt. Es ist ein »Wir«-Konto. Stell dir vor, ihr habt beide so viele gute Gefühle für einander eingezahlt, dass ihr Multimillionäre seid. Ihr müsst nicht darüber nachdenken, wie viel ihr ausgebt, weil das Konto so voll ist.

Statt mit ihr das Buch über »Dinge, die man nicht tut« zu schreiben, statt mit ihr zu streiten oder auf dem zu beharren, von dem du »weißt«, dass es richtig ist, tu mal etwas anderes. Unterbrich dein Muster. In bestimmten Situationen, in denen du sonst vor dich hin schweigst, sag mal was. Wenn dich deine Partnerin um etwas bittet, was du sonst abwehrst oder ignorierst, tu es. Das wird für sie eine erstaunliche und erfrischende Veränderung sein. Du bist anfangs vielleicht ein bisschen verunsichert, weil du ungewisses Terrain betrittst und nicht weißt, ob es gut geht. Aber kann es schlimmer als bei deinen bisherigen Bemühungen sein, wenn ihr sowieso schon beide unglücklich seid? Du weißt es doch auch zu schätzen, wenn sie sich um dich bemüht. Viele

Frauen haben beispielsweise viel häufiger Sex, als sie selbst eigentlich möchten.

Was geschieht mit dem Gefühl von Sicherheit in dir, in deiner Innenwelt, wenn du ihr Anschuldigungen und Besserwisserei auftischst? Wie kannst du dich besser fühlen, wenn sie sich schlechter fühlt? Was *jetzt* geschieht, ist eure gemeinsame Realität. Wenn du dich deinen Ängsten stellst, also ihr auch deine Verwundbarkeit oder Unsicherheit zeigst, habt ihr eine Chance, euch näher zu kommen. Das könnte der Anfang sein, die Dinge zum Guten zu wenden. Tipp: Aber zeig ihr nicht alle deine Ängste auf einmal, sonst läuft sie womöglich schreiend aus dem Raum.

Dieses Geheimnis ist den meisten Paaren verborgen, weil sie wahre Nähe fürchten. Aber es ist wirklich nicht so schlimm. Auf alle Fälle ist es besser, als jahrelang mit jemandem zusammenzuleben, ohne den Anderen oder sich selbst jemals richtig zu kennen. Wenn du es schwierig findest, so anpassungsfähig oder so begeistert zu sein, versuch's trotzdem. Täusch es vor, bis du es wirklich kannst.* Jede Frau, die es mit dir aushält, verdient deinen tiefen Respekt.

Wenn du ein Handelsvertreter bist und mehrere Frauen und viele Kinder in verschiedenen Städten hast, kannst du alle vorherigen Ratschläge vergessen.

▶ Einfühlungsvermögen

Für Männer zählen Lösungen und nicht Gefühle.

Sieh die Welt durch ihre Augen. Geh eine Meile in ihren Mokassins. Möchtest du eine Frau sein und mit dir verheiratet? Versuch mal, Frauenkleider zu tragen, dich zum Pinkeln hinzusetzen und mehrmals die Woche einen Mann an dich ranzulassen, nur um den Prozess in Gang zu bringen. Es muss einen leichteren Weg geben.

*im Orig.: *Fake it till you make it.*

Eine der schwierigsten Aufgaben im Leben ist zu verstehen, wie wir auf andere wirken. Wir verbringen viel zu viel Zeit damit nachzugrübeln, wie andere auf uns wirken. Frauen stellen mit Erstaunen fest, dass Männer nicht so viel Zeit darauf verschwenden, über den Zustand ihrer Beziehung oder Partnerin nachzudenken. Männer wüssten gar nicht, wonach sie suchen sollen. Wenn du dieses Buch mehrmals gelesen hast und dein Kredit bei deiner Perle absolute Rekordhöhe erreicht hat, wirst du in dieser Hinsicht bald so sicher sein wie die meisten Frauen.

Der flüchtige Anblick von Seifenschaum ist das Erregendste der Welt.

Für eine Frau und Mutter ist der flüchtige Anblick von Seifenschaum am Ellenbogen ihres Ehemannes das Erregendste der Welt. Wenn du eine Frau wärest, würdest du von deinem Mann im Austausch für warmes Essen und andere Notwendigkeiten Romantik einfordern. Du würdest nicht wollen, dass er sich auf dich stürzt und dich mehrmals täglich auf dem eigens dafür erworbenen Bärenfell durchbumst, zumindest nicht ohne schriftlichen Ehevertrag. Viele Frauen hassen es, wenn sie von Männern zweideutig angegrinst werden, die ihre meiste Zeit bezüglich Frauen damit verbringen, ihre Körbchengrößen zu raten und über ihre Unterwäsche zu schwadronieren.

Wenn du eine persönliche Beziehung zu einer Frau aufbauen willst, musst du solche sinnlosen Beschäftigungen vorübergehend einstellen. Kümmere dich nicht darum, wenn sie zur gleichen Zeit mit einem Blick dein Equipment, deinen Knochenbau, die Symmetrie deines Gesichts, deine Gene und vermutlich auch dein Bankkonto checkt. Es kann sein, dass du dieses Spiel nach ihren Regeln spielen musst.

Während du so richtig froh bist, keine Frau zu sein, solltest du dich auch fragen, warum Frauen denken, es sei nicht gut, ein Mann zu sein. Was kann der Grund sein? Trotzdem sind sie aber auf die »Männerwelt« neidisch.

Wie würde es dir gefallen, Mutter zu sein und spät nachts, wenn du vom Herumrennen mit den kleinen Quälgeistern (ich meine deine edlen Abkömmlinge) reichlich erschöpft bist, auch noch deinen ehelichen Pflichten nachzukommen? Damit ist alles gesagt.

Männern wird erzählt, wer mit den meisten Spielsachen stirbt, gewinnt. Die Wahrheit ist aber, dass der mit den meisten Spielsachen am Ende trotzdem stirbt. Er erlebt nie, wie es ist, mit Menschen verbunden zu sein und um seiner selbst willen geliebt zu werden. Frauen finden es äußerst befriedigend, wenn die Familie glücklich und zufrieden ist. Männer auch. Das ist noch etwas, das wir gemeinsam haben.

▶ Problemlösung

Das Licht am Ende des Tunnels könnte ein entgegen rasender Zug sein.

Schau im Kapitel »Worum geht's eigentlich?« nach, wenn du unsicher bist. Versuche nicht, dein Benehmen oder deine Strategien zu ändern, bevor du diese Konzepte nicht umsetzen kannst. Tatsächlich ist dein Benehmen in der Welt der Paartherapie immer nur die Hälfte des Problems, doch es ist die Hälfte, die du (etwas) unter Kontrolle hast.

Eine Ehe hat die beste Aussicht, erfolgreich zu werden, wenn der Mann gewillt ist, sich von seiner Frau beeinflussen zu lassen. Alle Frauen sind gewillt, sich von ihren Männern beeinflussen zu lassen. Das bedeutet, Vorschläge der Partnerin zu akzeptieren und ihre Sichtweise zu achten, auch wenn sie nicht immer korrekt ist, also ihren Beitrag zur Ehe ernst zu nehmen. (Dr. John Gottman hat dies durch seine Untersuchungen an der University of Washington anhand tausender von gefilmter Interviews belegt).

▶ Die General-Chuck-Yeager*-Lösung

Ich füge diesen einzigartigen positiven Denkansatz hier ein, weil der General in seinen Interviews und in seiner gesamten Karriere als Testpilot so beeindruckend beim Lösen von Problemen war. Er gibt folgenden Rat:

- Identifiziere das Problem.
- Ergreife eine Maßnahme.
- Schreite voran.

So wie dies bei Testflügen mit Prototypen bei vielfacher Schallgeschwindigkeit zweifelsfrei hilft, erfordert die Auseinandersetzung mit weiblichen oder Eheproblemen ebenfalls geniales laterales Denken, enormen Mut und festen Glauben an den Erfolg. Es kann sein, dass der General dem nicht zustimmt. Es erfordert auch weltoffene Toleranz, gut gelaunte Anpassungsfähigkeit und all die artige, beziehungshöfliche Angemessenheit, die den zahmen Männern in Seifenopern aus den (haarlosen) Ohren trieft. Testpiloten können abstürzen und verbrennen, wenn sie Pech haben, doch Ehemänner stürzen jede Woche ab, ohne es zu wollen.

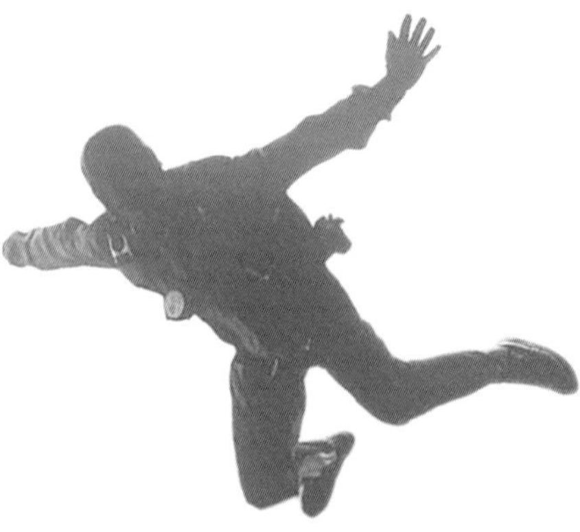

*Charles Elwood ›Chuck‹ Yeager (*13.2.1923) Major General der US Air Force und erster Testpilot, der (1947) schneller als der Schall geflogen ist.

Häufig fühlst du, dass du Unrecht hast. Noch häufiger stimmt das auch (deiner Partnerin zufolge). Aber, und das ist wichtig, deine bessere Hälfte will, dass du ein bisschen leidest, um dich für künftige größere Herausforderungen zu stärken oder weil sie denkt, dass du dadurch ein besserer Mann wirst. Oftmals klappt das auch. Es ist ein Test. Wie hält man das aus und behält die Oberhand?

In der Bestenliste männlicher Denkweisen haben folgende Gewicht, wie die Erfahrung bestätigt:

- schmolle
- krieg einen Wutanfall
- kämpfe unfair
- gib ihr die Schuld
- versinke in tiefe Depression
- zieh in Erwägung, Alkoholiker oder Junkie zu werden
- verbring deine ganze Zeit mit deinen Kumpels
- vergrabe dich in Arbeit
- werde Partylöwe
- kauf dir einen Sportwagen oder ein Motorrad
- reise ans andere Ende der Welt
- finde eine willige Blondine

Diese beliebten Bewältigungsstrategien haben nur einen winzigen Nachteil: sie funktionieren nicht. Nun ja, vorübergehend funktionieren sie schon, aber nur in dem bisschen Geist, der noch übrig ist. Für die Beziehung funktionieren sie überhaupt nicht.

Wenn du eine Frau wärest, könntest du dich auf ein weibliches Netzwerk verlassen, das dich mit Ratschlägen und Mitgefühl versorgt. Unglücklicherweise hast du nicht die notwendigen zweihundert Stunden jährlicher Telefonarbeit und jahrelange

Treffen investiert, um so ein Netzwerk lebendig zu halten. Geschweige denn die langen Nächte und Tage gegenseitiger Unterstützung.

Die einzige Unterstützung, die du hast, ist die Binde, die du trägst, wenn du dich verhoben hast. In Wirklichkeit bekommen auch Männer ein wenig Hilfe, doch die ist zeitlich darauf begrenzt, was deine Kumpel denken, wie lange du brauchst, ein neues weibliches Unterstützungssystem zu finden. Mehr Hilfe bekommst du, wenn du eine richtige, also eine körperliche Verletzung hast und nicht nur einen Tritt in dein Selbstvertrauen.

▶ Kunstgriffe

- Behandle sie, als sei sie drei Jahre alt. (Die emotionale Ebene, auf der wir Verletzungen fühlen, reagiert gut auf Umarmungen und ganz besonders gut auf Schmusen.)
- Bitte um Verzeihung.
- Hör zu! Höre ihre Meinung an, damit du etwas Neues hörst.
- Akzeptiere, dass deine Frau die Beziehung managt, und zieh am gleichen Strang.
- Schließ dich ihr in Beziehungsangelegenheiten an, du kannst dich ja um den Grill kümmern.
- Verändere dich, entscheide dich, verhalte dich vernünftig, übernimm Verantwortung.
- Erweitere deinen Horizont.
- Bitte um Hilfe.
- Werde ein Schatz, also ein Mann, der ihr wirklich auf ihre Art hilft, zuverlässig und erwartungsgemäß.
- Mach ihr eine Freude, verwöhne sie, umwirb sie.
- Hilf dir wegen der Verletzungen, die du empfindest, selbst mit EFT, auch wenn sie ›schuld‹ ist.

▶ Die wirkliche Welt

Die Flitterwochen sind vorüber, wenn der Mann in Gegenwart seiner Frau furzt.
Französisches Sprichwort

Du bist nicht Valentino. Du kannst nur auf deinen eigenen Charme zurückgreifen. Das könnte sich anfühlen wie auf dem Hochseil ohne Netz. Ist es nicht wunderbar, dass es jemanden gibt, der trotzdem so an dir interessiert ist?

Zimmerservice wurde erfunden, um uns daran zu erinnern, dass Träume wahr werden können. Zu Hause sind die Dinge viel banaler. Kinder kommen, um dich wissen zu lassen, dass du sterblich bist, dass es eine Zukunft gibt und dass du dich nicht mehr wie ein Junggeselle benehmen kannst.

Deine Freundin oder Frau kann für dich ein »emotionaler Reisepass« für die Welt der Gefühle und des Glücks sein. Ist dir schon aufgefallen, wenn bei einer Feier ein Foto von einem Paar gemacht wird, lächelt die Frau immer viel strahlender als der Mann. Warum ist das so?

Wie ein weiser Sexualforscher bemerkt hat: »Durch den Orgasmus teilt uns die Natur mit, dass der Sex beendet ist.« Du weißt nach vielem Üben, wie man Babys macht, nun finde heraus, wie man sie betreut. Hab keine Angst. Es ist, wie auf einen Betrunkenen aufzupassen. Er könnte irgendetwas tun, ein Gedöns machen, spucken und dann in Tiefschlaf versinken. Es gibt kaum einen Unterschied zwischen einem Baby und einem Betrunkenen, wenn man die Menge von Abfall und die Qualität der Konversation betrachtet. Dein Sohn oder deine Tochter sind genetisch zur Hälfte du. Das ist ein ernüchternder Gedanke.

Durch den Orgasmus teilt uns die Natur mit, dass der Sex beendet ist.

Deine Aufgabe ist nicht das schillernde Leben, das du erwartet hattest. Nur allzu oft ist es das Schlachtfeld deiner Träume. Statt aufzublühen, überlebst du. Frauen sagen, sie wollen Karriere machen und im Dschungel der Wirtschaft leben. Viel Glück! Für uns ist dieser Dschungel schon seit Jahren der Tod. Nur zu. Ich hoffe, sie lernen aus den Fehlern der Männer.

Wir brauchen unsere gegenseitige Hilfe. Kein Mann ist alleine dahin gekommen, wo er heute steht. Sorge dafür, dass du geschätzt und geliebt wirst, solange es dich noch gibt.

▶ Wann reicht's?

Ich habe das Leben mit nichts begonnen und es ist noch immer ein wenig davon übrig.

Jede Ehe hat Tiefpunkte, in der langweilige Routine das einzige Lebenszeichen ist. Auch Beziehungen haben Jahreszeiten. Euer Haustier bekommt mehr Aufmerksamkeit als du.

Seit wann geht es schon nicht mehr so gut? Sind es mehr als zwölf Monate? Dann solltest du professionelle Hilfe in Erwägung ziehen, wenn es noch etwas zu retten gibt. Wenn sie dich verlassen hat, dann stand das schon seit langem in den Sternen und die Uhr in eurer Ehe tickt. Ohne gute Hilfe wirst du die Probleme, die dich unglücklich machen, dann nicht mehr lösen.

Warum sollte sich ein Paar trennen, wenn die Beziehung voller Liebe, Annahme und Hingabe ist und die kleinen Fehler des Anderen in himmlischer Verschwörung großzügig übersehen werden?

Es kann sein, dass du mit der verkehrten Person zusammen bist. Oder sie ist es. Reden wir über jahrelange Verbitterung und Groll? Zu wenig, zu spät? Gib ihr trotzdem etwas Zeit, den Schock zu verarbeiten, dass sie wieder akzeptiert wird.

Du brauchst ein reines Gewissen. Sorge dafür, dass keiner von euch beiden deprimiert ist, ohne dass es der andere weiß. Noch besser wäre es, wenn du schon eine Weile die Anregungen aus diesem Buch unter *professioneller Anleitung* befolgst.

▶ Scheidung und so weiter

Mein Vater hat mich nachhaltig geprägt. Er war wahnsinnig.
Spike Milligan

Trennung ist keine gute Lösung für eheliche Probleme, aber falls es nötig ist, verschafft sie wirksam Abkühlung. Frauen denken manchmal, es sei für einen sehr begriffsstutzigen, widerspenstigen Dickkopf eine gute Lektion. Manche Frauen klammern sich auch an eine Ehe, weil sie nicht alleine sein wollen, oder sie denken, die Kinder würden durch eine Scheidung verletzt. Einige haben längst ein fernes Datum für die Trennung festgesetzt. Wenn du dann das Gepolter des Erdbebens bemerkst, ist es bereits zu spät. Manche Beziehungen haben ein Leben und eine Bedeutung und dann findet ihre Daseinsberechtigung ein Ende. Menschen ändern sich, oftmals unerwartet.

Ich empfehle Paaren, ihre Beziehung nicht in einer aufgeheizten und turbulenten Phase zu beenden. Das ist schlecht für dein Gewissen und du wirst nie sicher sein, ob es eine vernünftige Auseinandersetzung nicht hätte abwenden können. Ich empfehle vielmehr, eine Abkühlungsphase von einigen Monaten einzulegen, damit beide die Möglichkeit haben, über alles nachzudenken. Natürlich ist EFT dann eine Unterstützung, wenn du es vernünftig anwendest. Am Ende der Zeit, auf die ihr euch geeinigt habt, fällt ihr eine Entscheidung. So wird der zusätzliche Druck vermieden, eine so weitreichende Entscheidung über euer beider Leben zu treffen, wenn du es gar nicht wirklich kannst.

Wenn du unentschlossen bist (die Beziehung auf einer anderen Ebene weiterführen) oder vage (unter demselben Dach leben) oder verschwommen (manchmal zusammen schlafen, aber nicht zusammenleben), kannst du davon ausgehen, dass es noch mehr Verwirrung und Chaos geben wird. Eure ausgesprochene oder unausgesprochene Vereinbarung, die Grundlage eurer Beziehung, ist wichtig. Es ist auch wichtig, diese Vereinbarung ordentlich zu beenden. Danach tut ihr nur noch das, worauf ihr euch vorher geeinigt habt.

Meine Informanten berichten, es sei leichter, ohne Narkose am offenen Herzen operiert zu werden, als sich scheiden zu lassen. Immerhin ist es besser, wenn dein Herz sorgfältig aufgeschnitten, als rausgerissen und auf den Boden geworfen wird. Das sind nun mal die Risiken und Nebenwirkungen der Liebe und manche sterben auch (seelisch) daran. Das trifft natürlich das weniger belastbare und anpassungsfähige Geschlecht besonders, das seine emotionalen Eier alle in einem Korb hat und meist keine andere Unterstützung, kein anderes Leben hat – Männer.

Das eine Wort, das immer wieder auftaucht, wenn Eltern versuchen, das Minenfeld gemeinsamer Kindererziehung zu durchqueren, ist Kooperation. Ich nehme an, je mehr ihr zeigt, wie kooperativ ihr sein könnt, desto schwerer ist es zu fassen, dass ihr es vorher nicht geschafft habt. Einige Ex-Paare versuchen so vernünftig zu sein, glückliche Familie zu spielen, wann immer sie sich treffen, und tun so, als wären sie noch immer zusammen. Auf eine Weise sind sie es ja auch, aber nur als Eltern.

Halte den guten Eindruck lebendig, den kleine Kinder vom anderen Elternteil haben. Mach den Anderen nicht schlecht, weil das ihre Glückseligkeit vergiftet und manchmal sogar ihre eigenen, künftigen Beziehungen. Egal wie schwer es ist, finde einen Weg, und sei es auf deine Kosten, dass ihnen die Vorstellung vom guten Elternteil bleibt. Das ist leichter gesagt als getan, doch die wirklichen Opfer jedes Kampfes sind die Kinder. Sie sind die verletzbarsten Mitglieder einer Familie, wenn sich die Eltern bekriegen. Wer will schon, dass seine Kinder mit einem schlechten Bild vom anderen Geschlecht aufwachsen? Möchtest du das?

Bei Besuchsrecht, Unterhalt und Erziehung gibt es meist die gleichen Probleme wie in der alten Beziehung mit ihren Verletzungen, ihrem Misstrauen, ihrer Angst und ihrem Ärger. Es ist die alte Geschichte vom ›schlechten‹ Partner. Einigt euch darauf, dass jeder von euch das Bestmögliche für die Kinder tun wird, und benutzt sie nicht als Bauern in eurem Schachspiel. Spiele nicht das Besuchsrecht gegen finanzielle Zuwendungen aus.

Ex-Partner die ihren Kindern die finanzielle Unterstützung versagen oder es unmöglich machen, dass die Kinder den anderen Elternteil sehen, sind meiner Meinung nach krank. Ihre Wut auf den Ex-Partner und ihre Angst haben sie blind für die Bedürfnisse des Kindes gemacht. Es ist so leicht, jemanden zu verletzen, den wir gut kennen. Die wirkliche Arbeit ist, die Zukunft besser zu gestalten, nicht in der Vergangenheit zu leben.

Tue alles, was du kannst, damit deine Kinder das Beste daraus machen können, dich in ihrem Leben zu haben. Wenn einer von euch oder ihr beide neue Partner habt, dann ist die ganze Gruppe für die Familie wichtig.

Für all diese fortwährenden Verletzungen und unmöglichen Probleme benutze und empfehle ich EFT.

Zusammenfassung

Nach all dem Studieren bin ich auf viel höherem Niveau konfus.

▶ Für alle, die sich nach positivem Denken sehnen, hier kommt es: Mit einer Frau zusammenzuleben, kann Spaß machen.

Wir sehnen uns nach Liebe und Verständnis unserer Seelenpartnerin. Sie akzeptiert das Gute und sieht über das Schlechte hinweg. Sie nimmt dich mit deinen Mängeln an, solange du dich bemühst und stark genug bist, solange eure Verbindung stark genug ist, nicht von emotionalen Sommergewittern bedroht zu werden.

Du kannst es hinkriegen mit der Sorge für einander, auch wenn es sich ein bisschen komisch anfühlt. Ihr beide habt doch gut angefangen. Sei großzügig. Seid nett zu einander.

Du musst an dir selber arbeiten. Das ist eine Mühe, die niemals vergebens ist. Wie kannst du Anerkennung von deiner Partnerin erwarten, wenn du sie dir selbst verwehrst? Wir müssen beständig werden und ein sicherer Hafen für einander.

Es ist völlig sinnlos, jemandem Vorwürfe zu machen, den wir lieben. Warum willst du deine Freundin aus der Fassung bringen? Du hast deine Grenzen. Mach das Beste aus dem, was du hast. Bleib dran!

Du wirst Hilfe brauchen, von deinen Eltern, von Leuten, von deinem Partner und – welche Überraschung – von dir selbst.

Auch wenn du verheiratet bist, bist Du noch immer auf deinem Weg zu dir selbst. Die Suche nach deiner Wahrheit kann durch die Ehe gefördert werden. Finde die Antworten auf deine Fragen in diesem Leben – oder im nächsten.

Das Ende einer jeder guten Beziehung ist der Tod eines Partners. Das ist auch in unserem Leben so. Eine Ehe kann die Stärke verleihen, mit diesem Schlag und all den kleineren Nackenschlägen für unser Wachstums fertig zu werden.

Der spirituelle Weg des Siddha Yoga empfiehlt: »Seht Gott in einander«. Das ist zweifellos die höchste Form des Zusammenseins.

Dritter Teil

Emotional **F**reedom **T**echniques

Einführung

Grundlagen des Heilens und wirkliche Selbsthilfe sind, was den meisten Beziehungsratgebern fehlt.

▶ EFT ist eine besondere Anwendung, die dir Ruhe und Ausgeglichenheit geben kann, wenn du sie am meisten brauchst. EFT kann dich unterstützen, als Sicherheitsnetz dienen und sich vieler deiner ungeschickten und verletzenden Reaktionen annehmen. Wenn du das Beste für dich willst, hier ist es. Es ist nicht bloß eine Dreingabe. Grundlagen des Heilens und wirkliche Selbsthilfe sind, was den meisten Beziehungsratgebern fehlt. EFT kann genau das für deinen inneren Frieden tun, was den meisten gewöhnlichen Lösungsvorschlägen für Beziehungsprobleme fehlt.

Dies ist eine komprimierte Fassung eines Teils von Steve Wells und Dr. David Lake: Pocket-Guide EFT. Ahlerstedt (Param) 2010[2]. Darin finden sich weiterführende Informationen und detailliertere Beschreibungen.

Wenn wir Männer uns doch nur bei den schwierigen Gefühlen und Themen, die mit Frauen zusammenhängen, besser selbst helfen könnten. Wir können! Willensstärke ist gut, doch sie allein reicht nicht aus, wenn sich die Gefühle nicht ändern. Diese Therapie stärkt den guten Vorsatz dranzubleiben und zeigt Wirkung auf der Gefühlsebene.

Bevor wir nicht lernen, mit unseren verletzten Gefühlen und Ängsten umzugehen, werden wir Beziehungsprobleme niemals lösen können und Lebensprobleme auch nicht. EFT kann dir dabei helfen.

Es kann sein, dass ich in diesem Buch bislang irgendwelche Vorschläge zur Verhaltensänderung gemacht habe, die Druck auf dich ausgelöst haben, Sorgen, Ängste, Irritationen, verletzte Gefühle. Die Wahrheit ist, wenn wir unglücklich sind, verursacht Veränderung Sorgen, doch nichts zu verändern, ist schlimmer. Alle diese Gefühle können nach meiner Erfahrung mit EFT behandelt werden und die Wirkung ist heilend und lebensbejahend. Ohne die Unterstützung durch diese Methode (oder ähnliche) bleiben wir stecken.

EFT ist eine Verbindung östlicher und westlicher Medizin. Man kann sie sich als Behandlung der Akupunkturmeridiane mit psychologischer Zielstellung vorstellen. Es ist eine Körperenergie-Methode mit psychischer Wirkung. Während psychologische Methoden helfen können, dein Verhalten zu ändern, haben Energiemethoden das Potenzial, deinem Leben eine neue Richtung zu geben.

EFT ist sicher, sanft und natürlich, weil es das Energiesystem deines eigenen Körpers nutzt, um dir zu helfen, emotionale Not zu heilen. Es beeinflusst außerdem körperliche Symptome von Stress, Leid und physischem Schmerz positiv und balanciert den Körper ganz allgemein aus.

Der grundlegende Ansatz von EFT ist, dass negative Emotionen durch Störungen des körperlichen Energiesystems verursacht werden und nicht bloß in der Psyche existieren. Wenn du EFT anwendest, wird dich ein zerstörerischer negativer Gedanke nicht länger belasten, weil die daran gebundene Emotion abgelöst wird. Der Gedanke verliert die Macht über unser Verhalten und unsere Überzeugungen.

EFT wirkt nur auf negative Emotionen. Positive und lebensbejahende Gefühle werden nicht beeinflusst. Wir zielen mit EFT nicht darauf ab, berechtigte Trauer oder reale Lebensprobleme zu eliminieren, sondern ihnen mit mehr Selbstvertrauen und Stärke zu begegnen.

Energetische Therapie

▶ Der grundlegende Ansatz ist, dass negative Emotionen durch Störungen im Fluss der körperlichen Energie verursacht werden. Es bewirkt etwas, wenn man einen zerstörerischen negativen Gedanken denkt und gleichzeitig auf die energetischen Punkte klopft. Eine Veränderung nie gesehener Wirkung wird ausgelöst. So etwas hat es bislang weder in der westlichen noch der östlichen Medizin gegeben. Die Kombination ist einzigartig.

Energetische Therapie kombiniert auf besondere Weise die Macht der Gedanken und den inneren Ausgleich durch Akupunktur. Affirmationen, Vorschläge und Worte haben große Macht. Sie können die Meridiane aktivieren, sagt Dr. John Diamond, der Entdecker der frühen Meridiantherapie. Wie auch immer, die Kombination von Beklopfen der Meridiane und Einstimmen auf emotionale Themen zeigt erstaunliche Ergebnisse, wie wir bei EFT und ähnlichen Therapien sehen können.

▶ Die Methode

Bei EFT werden energetische Punkte, wie sie aus der Akupunktur bekannt sind, in einer bestimmten Abfolge stimuliert. Zunächst wird der »Wunde Punkt« auf der oberen Brust gerieben. Das hilft, unser Energiesystem zu öffnen und neutralisiert »energetische Umkehrungen«. Dabei wird eine Affirmation zum Problem gesprochen, die Setup-Aussage.* Dann werden sieben spezielle Punkte geklopft, während man an das Gefühl denkt oder das Problem fokussiert und dabei den Erinnerungssatz wiederholt spricht. Das ist schon das ganze Grundrezept von Gary Craig, dem Entwickler von EFT, das als **kurze Sequenz** bezeichnet wird.

Denk daran, dass es sich nicht wirklich um eine psychologische Methode handelt, auch wenn sie bei vielen Menschen große psychische Ergebnisse zeitigt. Es ist mehr eine körperliche Energiemethode, deshalb muss man dafür nicht schlau sein, viele Worte machen oder psychologisch denken. Das Klopfen bringt die besten Ergebnisse, wenn die negativen Emotionen oder Reaktionen stark, aber natürlich nicht überwältigend sind. Um damit zu arbeiten, genügt es, sie sich in milder Form vorzustellen.

Das Problem sollte so genau wie möglich benannt werden. Wenn es beispielsweise ein negatives Gefühl ist, dann grenze den Körperteil ein, in dem es sich zeigt, und beschreibe die emotionale Intensität (wird später erklärt). Bedrückende Gedanken sind oft mit Personen oder Ereignissen verbunden, sowie mit einer speziellen Angst.

Es kann sich zeigen, dass du EFT ein paar Wochen Zeit und Raum geben musst, bis es zu umfassenden Verbesserungen kommt. Allerdings erleben viele Menschen, dass sich die Wirkung sehr schnell einstellt. Oft ist es möglich, mit EFT Probleme rasch zu

*Inzwischen gibt es viele EFT-Lehrer und fast genauso viele Adaptionen der Methode. Zahlreiche Übersetzungen vielfältiger Veröffentlichungen durch unterschiedliche Übersetzer haben eine große Vielfalt von Benennungen hervorgebracht.

überwinden, die den üblichen Anweisungen zum Positiven Denken jahrelang widerstanden haben.

Auch bei tiefen Ängsten kann man sich mit EFT gut selbst helfen. Du musst dir die Angst nur ein wenig vorstellen, damit die energetische Therapie wirken kann. Dann kannst du sie sicher und effektiv behandeln. Wenn du danach in die reale Welt hinausgehst, wirst du vermutlich feststellen, dass die emotionale Intensität der Angstreaktion, wie du sie kennst, nun viel geringer ist.

Das Klopfen selbst ist genauso wichtig für die Behandlung, wie der Gedanke oder das Gefühl, das du als ›Aufhänger‹ in der Setup-Aussage ansprichst. Klopfe viel, auch wenn du nicht immer sicher bist, was du da tatsächlich klopfst. Der EFT-Theorie nach weiß dein Unbewusstes, was behandelt werden muss. Wichtig ist nur, das Energiesystem zu aktivieren.

EFT ist eine unverwüstliche und tolerante Methode. Es ist egal, welche Hand du nimmst, und du kannst auf jeder Körperseite klopfen. Es genügt schon, wenn du in der Nähe eines Punktes klopfst. Wenn du die Worte nicht genau sprichst, weiß dein Geist schon, worauf du abzielst. Wichtig ist, das Problem zu fokussieren und dem zu folgen, was sich zeigt, wie bei einer Forschungsreise. Nach einer Weile wird der Effekt sogar ausgelöst, wenn man nur daran denkt, es zu tun.

▶ Die Worte

Das Setup (Eröffnungsaussage) ist immer eine Variation der gleichen Form:

» *Auch wenn ich [Problem/Gefühl] habe/bin, bin ich ein guter Mensch.*

oder:

» *Ich akzeptiere mich voll und ganz, auch wenn ich [Problem/Gefühl] habe/bin.*

Ich empfehle, diesen Satz laut zu sprechen, um die Wirkung zu verstärken. Vielleicht ist es für dich aber auch hilfreicher, dir das, was dieser Satz anspricht, still vorzustellen (imaginieren).

Sprich die Setup-Aussage dreimal, während du den Wunden Punkt reibst und den Erinnerungssatz einmal bei jedem Punkt, während du die Sequenz klopfst.

Der Erinnerungssatz ist die Kurzform des Setups und kann so etwas sein wie »Gefühl im Bauch« oder »Spinnenangst«. Er dient dem Geist nur dazu, fokussiert zu bleiben, während wir klopfen.

Es ist besser, ein spezielles Problem zu fokussieren und nicht alle Probleme zusammen. Dann erreichst du sichtliche Erleichterung der Spannungen und die Wirkung von EFT wird nicht geschwächt. Das Problem kann eine Sorge sein, eine Empfindung, eine Angst oder irgendeine andere Emotion oder Vorstellung. Eine exakte Beschreibung ist nicht unbedingt notwendig. Die Bedeutung einer »Familientreffen«-Emotion ist für dein Unbewusstes eindeutig.

Wenn die Intensität schon etwas nachgelassen hat, sprechen weitere Klopfsequenzen den verbliebenen Rest des Problem an, etwa als: »Meine restliche Eifersucht.«

Das Setup ist eine Methode, Worte zu verwenden, um das Problem darzustellen. Die Worte erkennen an, dass wir ein Problem haben und zeigen gleichzeitig die positive Alternative – auch wenn das manchmal nicht zu passen scheint. Wir können ein Problem haben, ohne ein schlechter Mensch zu sein. Wir können uns wie ein schlechter Mensch fühlen und müssen uns diese Überzeugung trotzdem nicht vollkommen zu eigen machen. In unserer Psyche und in unseren Worten können die negativen und die positiven Aspekte des Lebens gleichzeitig existieren.

Wenn du ein Problem hast, gibt es sowohl ein Ja wie ein Nein. Ja, es gibt ein Problem, doch nein, du willst dich nicht damit beschäftigen. Manches Leid in unserem Leben ist die Folge schlechter Ereignisse, zu denen wir nein sagen, zu denen wir aber ja sagen müssen, wenn wir mit ihnen zurecht kommen wollen. Die Setup-Affirmation spricht beides an. Die Methode hilft, mit dem Ereignis zurecht zu kommen.

Wenn du sagst: *Ich bin ein wunderbarer Mensch,* dann wird es einen Teil in dir geben, der automatisch erwidert, dass du es nicht bist. Wenn du aber sagst: *Ich akzeptiere mich,* dann tust du es in diesem Augenblick tatsächlich, auch wenn du es eigentlich nicht glaubst.

Was immer du als Setup sprichst, es ist keine übliche Affirmation. Eine gewöhnliche Affirmation ist eine ausschließlich positive Aussage, während das Setup auch auf das Negative aufmerksam macht. Etwas Negatives zu sagen oder daran zu denken, macht das Problem im EFT-Prozess nicht schlimmer. Vielmehr nimmt sich das Klopfen der angesprochenen negativen Energie an. Die Behandlung nimmt starken Einfluss auf das Negative, was ein wesentlicher Grund ist, warum diese Methode so sicher wirkt. Sie erlaubt dir, erfolgreich an Themen zu arbeiten die schwarz, weiß oder grauschattiert sind.

Du kannst sogar sagen:

» *Ich akzeptiere mich, auch wenn es mir schwer fällt, mich zu akzeptieren.*

In den Jahren, die wir nun schon mit EFT arbeiten, haben wir festgestellt, dass sich weit bessere Ergebnisse zeigen, wenn der negative Aspekt eines Problems während des Klopfens herausgestrichen wird, statt zu denken, alles wird schon werden. Das ist verrückt, aber wahr. Wenn du dann nach der Anwendung von EFT positive Gedanken und Wünsche affirmierst, wird das viel wahrscheinlicher Früchte tragen, weil die Blockaden gelöst sind.

▶ Die Punkte

▶ Wunder Punkt

Der Wunde Punkt (WP) liegt im Bereich der oberen Brust und ist wie folgt zu lokalisieren: Unter dem Kehlkopf befindet sich eine Mulde. Gehe von hier das Brustbein etwa sieben Zentimeter weiter nach unten und dann im rechten Winkel etwa sieben bis acht Zentimeter zur Seite. An der Stelle knuffst du sanft in einem großen Kreis, bis du eine empfindliche Stelle findest. Der Wunde Punkt liegt etwa dort, wo Cowboys in Filmen typischerweise getroffen werden. Es ist ein Gebiet lymphatischer Stauung, daher die Empfindlichkeit.

▶ Klopfpunkte

Der Name des zugehörigen Meridians steht in Klammern. Ein Schaubild mit den Punkten findet sich auf Seiten 170, 171.

1 am nasenseitigen Ende der Augenbraue (Blase)
2 leicht unterhalb des anderen Endes der Augenbraue, seitlich des Auges (Gallenblase)
3 in der Mitte auf dem knöchernen Rand unter dem unteren Augenlid (Magen)
4 in der Mulde unter der Nase (Gouverneur)
5 in der Mulde zwischen Unterlippe und Kinn (Zentral)
6 neben der Mulde unter dem Kehlkopf befindet sich auf beiden Seiten das Ende eines der beiden Schlüsselbeine; klopfe direkt unterhalb eines dieser Enden (Niere)
7 unter der Achselhöhle, an der Seite des Körpers, etwa in Höhe der Brustwarze (Milz, Bauchspeicheldrüse)

▶ Klopfen

- Nimm Zeige- und Mittelfinger und klopfe jeden Punkt fünf bis zehn Mal.

- Das Klopfen sollte stark genug sein, um es zu fühlen, aber nicht so heftig, dass es weh tut. Ein leichtes Klopfen genügt vollkommen.
- Jede Seite des Körpers oder Gesichts ist in Ordnung; die eine oder die andere Hand zu nehmen, oder beide, ebenfalls.
- Der Wunde Punkt kann an unterschiedlichen Stellen liegen. Nimm entweder den Punkt, an dem du empfindlich bist, oder nimm die ganze Gegend, indem du in größeren Kreisen reibst.
- Die kurze Sequenz (sieben Punkte) ist bei den meisten Problemen hinreichend.
- Wenn dich Punkte anziehen oder wirkungsvoller anfühlen, kannst du sie öfter oder länger klopfen.
- Atme nach Durchlaufen einer Sequenz tief durch. Das unterstützt den Energiefluss.

▶ Intensität

Mit Intensität ist gemeint, wie du dich bezüglich des Problems fühlst, wenn du darauf fokussierst. Gemeint ist die Stärke der Emotionen, nicht wie du darüber denkst. Null bedeutet keine und 10 die höchstmögliche Stärke, die du dir vorstellen kannst. Du drückst damit den Grad der Belastung aus, die *in diesem Augenblick* von dem Problem für dich ausgeht.

In der Regel solltest du die Intensität auf einen geringen Wert wie 2, 1 oder Null zurückführen, besonders bei körperlichen Empfindungen von Spannung wie Herzklopfen, Schmetterlingen im Bauch, eingeschnürter Kehle und ähnlichen.

Wenn du bei einer Angst unterschiedliche Aspekte wahrnimmst, dann beginne mit dem intensivsten, weil du dann insgesamt ein besseres Ergebnis erlangen wirst. Genauso ist es bei Ereignissen oder Verletzungen. Wähle den stärksten Aspekt aus, um daran als erstes zu arbeiten.

Manchmal bemerkt der Verstand nicht, dass sich die Dinge durch die EFT-Behandlung verändert haben. Wenn du jetzt an das denkst, was bedrängt dich: Wie sehr regt es dich auf? Nicht der Gedanke daran, der sich vielleicht gar nicht verändert hat, aber wie stark reagieren deine Gefühle? Oft ist es überraschend, dass die emotionale ›Hitze‹ des Problems viel geringer geworden ist.

Wenn die Intensität gering ist, bedeutet das nicht, dass du an dem Problem nicht arbeiten kannst. Es bedeutet nur, dass du seine Präsenz nur ein wenig fühlst. Das ist gut. Wir wollen keine Dramen, wir brauchen nur einen mentalen Aufhänger für das Problem, um dann mit dem Klopfen daran zu arbeiten.

▶ Die Praxis

Wie oft sollte man klopfen? Die Antwort auf diese Frage ist: So viel du willst, dass es dir besser geht. Nimm diese Methode in deinen Tagesablauf auf, zum Beispiel sechs- bis zehnmal pro Tag oder nimm dir mehrmals pro Woche Zeit für eine Sitzung von fünfzehn bis zwanzig Minuten.

Anwendung

▶ Aspekte, Assoziationen, Empfindungen

Was ist, wenn du korrekt klopfst und die empfundene Intensität steigt trotzdem an? Es bedeutet, dass sich deine Psyche einem anderen Aspekt des Problems zugewandt hat. In einem solchen Fall beginnen wir von vorn und behandeln das als neuen Teil des Problems. Probleme haben gewöhnlich verschiedene Aspekte und wir können im voraus nicht sagen, wie viele es sind.

Es ist auch nicht vorherzusagen, wie viele Behandlungen mit EFT ein bestimmtes Problem erforderlich macht. Manchmal stellen sich Ergebnisse erstaunlich schnell ein, gelegentlich nicht. Der gesunde Menschenverstand sagt uns, dass ein komplexes Problem viele Aspekte haben wird und deshalb eine Menge ausdauernden Klopfens erfordert. Eine ›einfache‹ Furcht oder Phobie sollte nur eine kurze Behandlung brauchen.

Klinische Erfahrungen haben gezeigt, bei schwerwiegenden Problemen können sich Hunderte von Aspekten zeigen. Etwa ein Dutzend davon umfassend mit EFT zu behandeln, kann einige Stunden Klopfen erfordern. Doch die verbleibenden Aspekte sind dann im allgemeinen nicht mehr sehr bedrängend.

Denke »um das Problem herum«. Wo immer dich deine Reaktionen und Assoziationen hinführen, folge ihnen. Folgende Fragen können dir dabei vielleicht helfen:

- Gibt es Leute, die mit diesem Thema verbunden sind?
- Wie war es das erste / schlimmste / letzte Mal, als du dies empfunden hast?
- Was regt dich dabei ganz besonders auf?
- Was sagt dir deine Intuition über die Verbindungen zu diesem Problem?

Sei nachdenklich und ausdauernd.

▶ Wirkungen

EFT zeigt im Wesentlichen vier Wirkungen:

- Es ist sehr entspannend.
- Es mildert und verringert negative Emotionen.
- Es verringert die verbundenen negativen Überzeugungen.
- Nach ein paar Wochen regelmäßigen Übens wirkt es sich auf unser gesamtes System aus und unser Erscheinungsbild wird lichter und optimistischer.

▶ Probleme und Widerstände

Es ist ganz normal festzusitzen. Meist hilft dann, eine Verbindung zwischen Körper (Empfindungen, Gefühle) und Geist (Gedanken, Ideen, Bilder) herzustellen. Frage dich: »Was für Gefühle begleiten meine Gedanken? Wenn ich einen Ort im Körper benennen müsste, wo sitzen sie?« Klopfe mit diesem Gefühl, während deine Aufmerksamkeit auf der Stelle im Körper ruht.

Umgekehrt, wenn du einem Gefühl in deinem Körper ›gefolgt‹ bist, das mit einem Problem verbunden ist, kannst du dich fragen: »Welcher Gedanke begleitet mein Empfinden?« und mit diesem Gedanken klopfen.

Es kann geschehen, dass du auf tiefere negative Überzeugungen stößt, die den Fortschritt blockieren. Reibe den Wunden Punkt und sage:

» *Ich liebe und akzeptiere mich von ganzem Herzen mit all meinen Fehlern und Problemen.*

Mach dann mit der Selbsthilfe weiter. Achte genau auf den Einstieg in das Problem und bring entsprechende negative Überzeugungen ein. Klopfe mit jeder, die dir bedeutungsvoll erscheint. Eine EFT-Sequenz für jede. Beispiele:

» *Ich glaube nicht, dass ich dieses Problem überwinden kann.*
» *Ich verdiene es nicht, dieses Problem zu überwinden.*
» *Es ist nicht sicher für mich, dieses Problem zu überwinden.*
» *Es ist für andere wichtig, dass ich dieses Problem habe.*
» *Ich werde eine andere Person sein, wenn ich dieses Problem überwinde.*
» *Es ist zu anstrengend für mich, dieses Problem zu überwinden.*
» *Ich kann dieses Problem nicht wirklich überwinden.*
» *EFT ist zu verrückt, um mir zu helfen, dieses Problem zu überwinden.*

- *Ich kann dieses Problem allein nicht überwinden.*
- *Ich befürchte, dieses Problem wird im Alltag zurückkommen.*
- *Ich kann mich nicht um mich selbst kümmern.*
- *Ich will mich nicht um mich selbst kümmern.*
- *Ich kann EFT nicht anwenden, weil ich es nicht wert bin.*

Dies sind Beispiele persönlicher Blockaden, aber du hast vielleicht auch eigene, die verhindern, dass du dich von der zu behandelnden Reaktion oder dem schädlichen Verhalten befreist.

Es folgen einige allgemein verbreitete Blockierungen. Jede einzelne erfordert eine Setup-Aussage und eine Klopfsequenz, wenn du das Gefühl hast, sie sei für dein Problem relevant.

- *Ich liebe und akzeptiere mich von ganzem Herzen, auch wenn...*

- *ich zu viele Probleme habe.*
- *ich nicht habe, was nötig ist, um dieses Problem zu überwinden.*
- *ich dieses Problem niemals bewältigen kann.*
- *ich mir nicht erlaube, dieses Problem zu überwinden.*
- *dieses Problem ein Teil von mir ist.*
- *ich Angst habe, dieses Problem zu überwinden.*
- *dieses Problem einfach zu groß ist, dass ich es überwinden könnte.*
- *ich nicht glaube, dass ich dieses Problem überwinden kann.*
- *diese Methode nicht funktionieren kann.*
- *diese Methode bei mir nicht funktionieren kann.*

Danach klopfst du die EFT-Sequenz, während du an die Blockade denkst, die zu deiner Situation passt. Den Blockadesatz verwendest du dabei als Erinnerungssatz.

Wende EFT auf dein Gefühl an, *wütend auf dich zu sein, weil das Problem vorrangig ist und du nicht besser damit zurecht kommst.*

Es kann sein, dass du bedrückt bist. Depression ist ein scheußlicher Zustand, der jeden Fortschritt stören kann. Depressionen sind oft verborgen. EFT kann die Depression lindern, aber als Hauptanwendung reicht es gewöhnlich nicht aus. Wenn deine Stimmung gedrückt ist, die Konzentration schwach, wenn du dich schlapp fühlst, deine Selbstachtung gering ist oder wenn dir das Leben schal und lustlos erscheint, lass dich von deinem Hausarzt durchchecken.

Energiearbeit fließt in einer anderen Umgebung gelegentlich besser. Wechsele den Raum, um zu sehen, ob es einen Unterschied macht. Oder trink ein Glas Wasser. Es kann auch nötig sein, einen Tag zu warten, wenn du eine allergische Reaktion hast.

Bedenke: Manchmal stellt sich die Wirkung von EFT erst mit Verzögerung ein, nach einigen Stunden oder sogar einigen Tagen.

In vielen Fällen ist Ausdauer der Schlüssel zum Erfolg. Das bedeutet ein Programm regelmäßigen Klopfens aller Aspekte, auch wenn einem das ein wenig langweilig vorkommen mag. Wenn du regelmäßig nur ein bisschen Geld zurücklegst, dann wirst du bald über dein Konto staunen. Denke so darüber: Wenn dir gesagt wird, dass ein bestimmtes Problem 47 EFT-Sequenzen benötigt, würdest du das auf dich nehmen? Und wenn es 147 wären? Wenn du erwartest, das Problem mit zwölf bis zwanzig Sequenzen zu lösen (was durchaus geschehen kann), dann bist du vielleicht enttäuscht, wenn es länger dauert.

Wir ziehen es vor zu denken, dass du chronische Probleme aus eigenen Kräften verändern und heilen kannst.

▶ Wenn du Hilfe brauchst

Es mag sein, dass Selbsthilfe für dich nicht das Richtige ist. Für viele mag es auch nicht genug sein, weil wir Menschen brauchen, die uns zuhören und verstehen. Es ist einsam, sein eigener

Therapeut zu sein. Du musst vielleicht auch erkennen, dass du Probleme hast, die nicht gering sind. Weiter zu gehen bedeutet, eine Einzelsitzung mit einem energetischen Therapeuten zu vereinbaren.

Sollte ich auch empfehlen, dass du deinen Hausarzt konsultierst und dich möglicherweise auf Depression untersuchen lässt? Manchmal kann ein körperliches Leiden mentale und emotionale Probleme verursachen und genau so ist es mit Arzneimitteln. Also sollte das ausgeschlossen werden.

Wenn du an depressiver Verstimmung leidest, aber keine depressive Störung vorliegt, kann es sinnvoll sein, einen Psychologen, Psychiater oder Berater zu konsultieren. Wenn du eine klinische Depression hast, solltest du dich behandeln lassen, weil Depression ein schlimmer Zustand ist, der Selbstvertrauen, Stärke und Konzentration schwächt.

Therapie in Anspruch nehmen bedeutet, eine Person zu finden, der du vertraust, die dir zuhört, dich versteht und dir herausfinden hilft, was für dich wichtig und richtig ist.

Schlusswort

EFT ist eine Heilmethode, die viel verspricht und gewöhnlich auch hält. Es ist großartig zur Entspannung und Stressbewältigung und kann noch viel mehr bewirken.

Wenn EFT auf vernünftige Weise angewendet wird, wirst du feststellen, dass typische Angstreaktionen und Traurigkeit in deinem Alltag weniger werden. Das heißt, bei regelmäßiger Übung von EFT wirst du nicht mehr so auf irritierende und frustrierende Ärgernisse reagieren, wie du es bislang getan hast.

Bei Angstzuständen kann EFT sehr gezielt eingesetzt werden, um Erleichterung und Hoffnung zu bringen. All die hilfreichen

Vorstellungen und Gedanken, mit denen du es früher vergeblich versucht hast, weil du in der Negativität gefangen warst, können nun endlich Früchte tragen.

Keine Methode kann für alle oder in jeder Situation richtig sein. Wir haben über Blockaden und Schwierigkeiten gesprochen, die durch starke negative Überzeugungen verursacht werden. Wenn du schon Erfolge mit EFT gehabt hast, dann aber auf ein Problem stößt, das sich nicht bewegt, denk darüber nach, professionelle Unterstützung bei jemandem zu suchen, der in dieser Methode ausgebildet ist. Sei bezüglich EFT auf jeden Fall ausdauernd! Die Entspannung und Ruhe, die dir EFT vermittelt, sind ein lebenslanges Geschenk.

Vierter Teil

Beziehungen und EFT

Einleitung

> *Nichts Menschliches ist mir fremd.*
> *Oscar Wilde*

▶ Wie gehst du an die Sache ran, wenn du EFT bei Beziehungsproblemen anwendest? Womit beginnst du? Aus meiner Arbeit als Beziehungsberater bin ich der Überzeugung, dass Freundschaft das einfachste Ziel ist. Weder Liebe noch Glück bieten sich als Grundlage für unmittelbares Verständnis oder gegenseitiges Einvernehmen an.

Wir sehen Differenzen, wo es keine gibt. Bezüglich Beziehungen suchen wir alle nach der Wahrheit und wollen um unserer selbst willen geliebt und akzeptiert werden.

Wir haben die Aufgabe, unsere Reaktionen auf das Verhalten unseres Partners anzusehen, zu bewältigen und dafür um Verzeihung zu bitten. EFT hilft die Blockaden zu lösen, damit wir das auch können. Alles Leiden wird in Wirklichkeit durch den vermeintlichen Verlust von Liebe und die Neigung zu Furcht

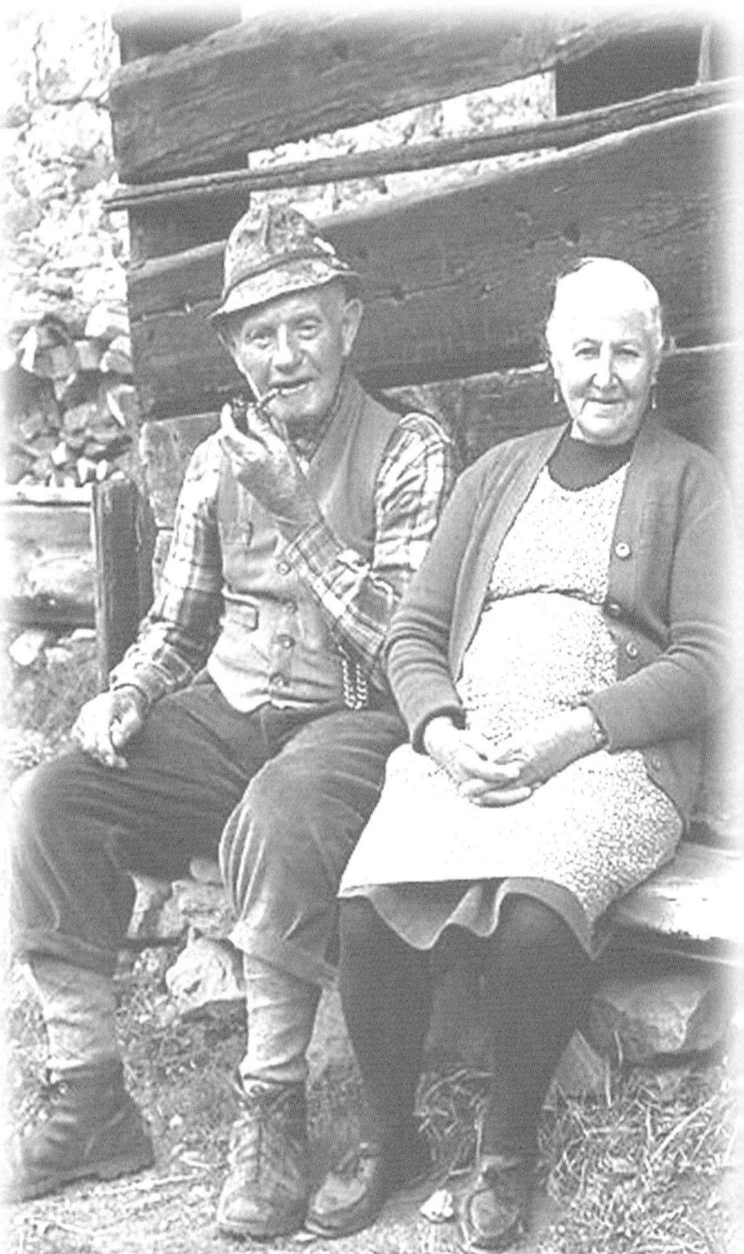

verursacht. Die Behandlungsmethode wirkt, weil sie verletzte und negative Gefühle in Schach hält und dir Luft verschafft, das Geschehene gefasster anzuschauen und es so besser zu bewältigen.

Die Verantwortung, mit einem Beziehungsproblem umzugehen, kann für einen Partner allein zu viel sein. Ein Zwei-Personen-Problem kann nicht von einem alleine gelöst werden. Eine Beziehung kann auch ihr Verfallsdatum überschritten haben, dann ist es Zeit, nach vorne zu schauen. Manchmal schaffen Probleme auch eine günstige Gelegenheit, die endlose Folge von Fehlfunktionen zu durchbrechen.

Menschen, die denken, sie wüssten alles, verwirren die, die es wirklich wissen.
Frank Farrelly

Ich werde im Folgenden kurz die spezifischen Beziehungsprobleme skizzieren, bei denen EFT nach meiner Erfahrung am besten wirkt. Und ich werde zeigen, dass es Spaß machen kann, andere zu akzeptieren. Ich gehe auf generelle Probleme ein, auf die man stoßen kann, wenn man EFT einsetzt, um das Zusammenleben zu verbessern. Wenn du in einer Beziehung lebst, hast du vermutlich bereits eine lange Liste mentaler und emotionaler Probleme, die mit der Methode angesprochen werden können. Die Schuld deiner Partnerin ist möglicherweise auch eines deiner Probleme. Wir können beide das Problem haben, es aber vor uns selbst verleugnen.

Tatsächlich sprechen die meisten Probleme auf beharrliches Klopfen an, selbst wenn du nicht genau weißt, was du sagen oder wie du das Problem beschreiben sollst. Du musst nicht schlau sein oder psychologisieren. Selbst kleine Kinder können EFT anwenden – und die verstehen nun wirklich nicht alles. Wenn du verärgert bist, werden dir oft die Worte fehlen. Du spürst nur den Druck des ekelhaften Gefühls, das wir alle kennen, wenn etwas völlig schief läuft.

Alle, die es fertig bringen, sich ohne all dies spezielle Wissen mit dem Partner über Wasser zu halten: Macht weiter, was ihr macht. Ihr könntet einer Sache auf der Spur sein. Mein Mentor Frank Farrelly sagt: »Menschen, die denken, sie wüssten alles, verwirren die, die es wirklich wissen.«

Gefühle und Reaktionen

Die Abwesenheit von Liebe ist nicht Hass, sondern Gleichgültigkeit.

▶ Merke: Wenn du in einer Beziehung wirklich wütend bist, hast du starke, leidenschaftliche, gewalttätige Gefühle der Verbundenheit, weil dir der Andere oder sein Benehmen nicht gleichgültig ist. Du möchtest eine Veränderung erreichen. Du greifst an. Wenn dich das alles nicht scheren würde, würdest du einfach davonlaufen.

Falls du dir über die Anzeichen im Unklaren bist, hier sind einige der wesentlichen Gefühle, wenn wir aufgebracht sind:

verängstigt

gemischt
(übel nehmen, schmollen usw.)

besorgt

schuldig

verletzt

wütend

beschämt

›schlechte‹ Gefühle
(für die es manchmal keine Worte gibt)

traurig

Typische Äußerung

Du hörst sie oder du sprichst sie aus. Doch dann handelst du nicht, sondern behandelst sie.

- Das ist alles deine Schuld.
- Ich hasse dich.
- Immer...
- Nie...
- Tu mir das nicht an!
- Du verstehst gar nichts.
- Nun machst du das schon wieder.
- Du bist genau wie deine Mutter.
- Du regst mich (wieder mal) auf.
- Du bist ein Dickkopf.
- Du bist immer so logisch / emotional.
- Wie kannst du das nur sagen.
- Das muss aufhören!
- Was soll das heißen, nichts ist los?
- Gehörst du zur Familie oder nicht?
- Du nörgelst schon wieder rum.
- Ich kriege keine Luft.
- Männer! / Weiber!

Ohne Zweifel hast du deine eigene, lange Liste.

Klopfen

Wir sehen die Dinge nicht, wie sie sind, sondern wie wir sind.
Anaïs Nin

Jetzt kommen natürlich all die Hinweise und Methoden aus Teil 3 zur Anwendung, ganz besonders das Zeug über Blockaden. Klopfe mit allen wesentlichen Gefühle und Aussagen. Klopfe die Gefühle, wenn du sie in deinem Körper findest (z. B. »dieses Bauchgefühl«), oder gib ihnen eine Überschrift, wie beispielsweise »schreckliches Gefühl«.

Wenn dir deine Partnerin böse ist oder du ihr, oder sich einer von euch im Ton vergriffen hat, ist es auch hilfreich, wenn du dir das Gesicht deiner Partnerin in Gedanken vorstellst und dazu klopfst.

So, wie du die Probleme fühlst, musst du sie auch anpacken, wenn du klopfst. Am besten ist, sechs bis zehn Sequenzen zu klopfen und dann etwas zu warten, damit du dich beruhigst.

Auf Dauer wirkt EFT auch auf deine negativen Überzeugungen. Viele deiner gewohnheitsmäßigen schlechten Gefühle beruhen auf Zynismus, Hoffnungslosigkeit, Minderwertigkeit und Unwürdigkeit. Wenn du sie feststellst, behandle sie ausgiebig und fortgesetzt. Das ist sehr wirkungsvoll und öffnet die Tür zu weiterer Heilung.

» *Ich akzeptiere mich, obwohl...*

» *ich das Problem immer haben werde.*
» *ich mich vielleicht nie ändern / es nie völlig überwinden werde.*
» *es zu schwer / zu groß / zu schmerzlich für mich ist.*
» *ich nicht weiß, was ich behandeln soll.*
» *es unmöglich ist, dies zu heilen.*
» *ich mein Problem nicht verstehe.*
» *ich Angst habe, mich zu ändern.*
» *ich das Problem nicht ansehen will.*
» *ich es nicht verdient habe, frei davon zu sein.*
» *es zu spät für mich ist, dies zu ändern.*
» *ich dieses Problem überhaupt nicht / nicht so lange haben sollte.*

Nach dem Klopfen wird es wahrscheinlich leichter sein, einige der Worte auszusprechen, die wirklich helfen, und weitere Missverständnisse zu vermeiden. Falscher Stolz macht es so schwer, sich zu entschuldigen.

Ich zeige Paaren auch, wie man gemeinsam klopfen kann (s. u.). Jeder kann das von »seiner Seite des Zauns« aus tun, wobei jeder an das Problem, wegen dessen man sich gerade in den Haaren liegt, auf seine Weise denkt.

Ihr könnt auch klopfen, um Problemen vorzubeugen. Wenn ihr dabei seid, euch wieder zu befreunden, könnt ihr euch auch gegenseitig beklopfen. Das fühlt sich gut an.

Behandlungsbeispiel
Trauma/Verletzung

Ich übergehe Schmerz und Leid nicht, doch Schmerz ist nicht die höchste Realität. Ich will zum größten Schmerz vordringen, ihn lösen und Transformation bewirken.
Frank Farrelly

▶ Bei ›Vorfällen‹ in einer Beziehung ist es sehr hilfreich, sich selbst auf folgende Weise zu behandeln. Ich gebe eine Zusammenfassung, wie ich als Therapeut Traumen und verletzte Gefühle angehe. Es dauert etwa fünfzehn bis dreißig Minuten.

Wenn du sehr aufgebracht bist, mach zunächst eine EFT-Sequenz mit *nicht wollen, noch aufgebrachter zu werden* oder *nicht sicher sein, ob es helfen wird*. Dann behandle jegliche Anspannung, die du vielleicht in deinem Körper bemerkst, wo auch immer sie sich angesammelt hat. Überprüfe, ob es Gefühle von Ruhelosigkeit gibt, zum Beispiel ein klopfendes Herz, einen verstimmten Magen, einen Kloß im Hals, und mach Klopfsequenzen damit, um dich wieder zu beruhigen.

Dann nimm das auslösende Ereignis und geh es in der Erinnerung noch einmal durch. Während du das tust, achte darauf, wann du eine Spannung fühlst oder verärgert bist. Halte inne und behandle diese Empfindung mit einer oder mehreren Sequenzen. Mach mit dem Erinnern weiter, wenn du wenig oder gar keine

Bedrängnis mehr fühlst. Es kann vorkommen, dass du die Sequenz mehrmals klopfen musst. Wenn du zu dem besonders spannungsgeladenen Teil des Geschehens kommst, klopfe die Sequenz mit dem Schmerz, den dir der Andere zugefügt hat.

Auf diese Weise gehst du den gesamten Vorfall Abschnitt für Abschnitt im Geiste durch. Dann überprüfe, ob du nun ohne negative Gefühle an den Vorfall denken kannst (Intensität). Fühle in deinen Körper hinein, ob du Anspannung findest, besonders im Bereich des Magens, der Brust und des Kiefers. Falls du dort irgendetwas fühlst, behandle es.

Wenn du dich blockiert fühlst oder nur wenig Erleichterung feststellst, nimm EFT für die negative Überzeugung, dieses Problem nicht lösen zu können.

Nun denk daran, was vorgefallen ist, und frag dich, wie du nun über deine Partnerin denkst. Wenn das sehr negativ ist, dann bearbeite es mit passenden EFT-Sequenzen. An diesem Punkt könnte es sein, dass du die Wirkung verbessern kannst, wenn du alle Empfindungen behandelst, die mit Folgendem verbunden sind:

- von deiner Partnerin verletzt worden zu sein
- verärgert über sie zu sein (kritisch, beschuldigend, verurteilend, nachtragend)
- über dich selbst verärgert zu sein, weil du in dem Problem mit drinsteckst und es nicht besser im Griff hast

Zum Schluss mach noch eine Sequenz mit der Aussage:

» *Ich lasse das Problem los.*

Bedenke, dass diese Methode *berechtigte* schlechte Gefühle wie Traurigkeit oder Ärger nicht beseitigt. Sie hilft, die Gefühle zu balancieren, die das Geschehen bei dir ausgelöst hat, damit du klarer darüber denken kannst und dich in deiner Mitte fühlst. Sehr wahrscheinlich wird dir das helfen, mit solchen Problemen auf ganz neue Art umzugehen.

Allgemeine Beziehungsprobleme und Beispiele

▶ Kritik

Bevor du jemanden kritisierst, geh eine Meile in seinen Schuhen. Wenn du ihn dann kritisierst, bist du eine Meile weg und hast seine Schuhe.

Ich kann dir sagen, wie du deine Beziehung wirksam ruinierst: kritisiere. Unter allen Beziehungsgiften ist das auf lange Sicht das tödlichste. Es garantiert, dass sich eure Lebensqualität niemals verbessern wird. Ich bin überzeugt, dass EFT das wirksamste Gegengift ist.

Der Drang zu kritisieren und anzuschuldigen entspringt tief eingebrannten Ideen über die Welt und wie sie sein sollte. Es gibt zwei Arten von Menschen, die einen können Krümel im Bett tolerieren, die anderen können's nicht. Genau genommen sind es die einen, die glauben, dass es zwei Arten von Menschen gibt, und die anderen, die das nicht glauben. Es sind deine verletzten Gefühle. Sie werden nicht von anderen verletzt, sondern deine bestehende Verletztheit wird angerührt.

Kritik kann nicht wirken, weil sie die Gefühle beider Beteiligten verletzt. Ein Kritiker zu sein, bezahlt man meist damit, dass man Anerkennung und Annahme verliert, die zu einer guten Beziehung gehören.

EFT löst das Problem zunächst nicht, doch es hilft dir, emotional auf die Reihe zu kommen. Wenn du die Sache mit mehr Abstand betrachten kannst, könnt ihr euch beide der Wahrheit der Situation ausgeglichener stellen und darüber offen sprechen.

Wie ich EFT einsetze, folgt meinem Glauben an Polarität. Die Polarität hier ist das Wechselspiel von Freundschaft und Kritik. Ich sage Freundschaft, weil es Übereinstimmung bedeutet, hingebungsvolles Wohlwollen und rücksichtsvolle Akzeptanz. Wir erwarten von guten Freunden, dass sie uns selbst dann respektieren und annehmen, wenn wir uns nicht so ganz perfekt verhalten. Umgekehrt würden wir unsere Freunde niemals behandeln, wie wir es manchmal mit unserer Partnerin tun. Täten wir das, würden sie einen Bogen um uns machen. Menschen verstehen Beziehungen nicht, weil das zu schwierig ist. Nur Psychologen lieben dieses Konzept. Freundschaft dagegen verstehen wir seit frühester Kindheit. Natürlich ist das Zusammenleben mit jemandem eine intensivere und möglicherweise kompliziertere Erfahrung, aber Freundschaft anzustreben, ist eine gute Richtschnur.

Eine Definition des Problems ist: »Was auch immer sich unserer Freundschaft in den Weg stellt.« Wenn bei dem Versuch, das Problem zu lösen, die Verschlechterung der Freundschaft herauskommt, dann ist die Strategie nicht gut. »Wir mussten das Haus abreißen, um es zu retten.«

Wenn wir scheitern, geraten wir in die Welt der Fehlersuche und Erbsenzählerei. Dann finden wir nur die Wahrheit bestätigt, dass unser Partner anders ist, andere Grundsätze und Werte hat und nicht hundertprozentig mit allem übereinstimmt, was für uns wichtig ist. Männer klappen den Klodeckel nicht runter und Frauen können nicht rückwärts einparken. Das ist selbstverständlich vollkommen unerträglich. Frei von jeglicher Selbstdistanz und Realitätsnähe ist unsere resultierende Kritik selten konstruktiv und den Prozess, der dadurch ausgelöst wird, halte ich für das Beziehungsgift Nummer Eins.

Die besondere Giftigkeit liegt darin, dass es ein Kampf zweier Menschen ist, der so lebensverneinend wie sinnlos ist. Die Probleme des Anderen sind weitaus faszinierender als unsere eigenen. Leichtfertig drängen wir unsere Lösungsvorschläge auf, doch diese Kritik hinterlässt mit der Zeit tiefe Verletzungen, auch weil sie unterstellt, der Kritisierende sei einen Schritt voraus, also besser. Tatsächlich sind an allen bedeutenden Problemen natürlich beide beteiligt. Es unterstellt auch, dass der Kritisierte als Person weniger wert ist oder geschätzt wird. Wir denken vielleicht, es sei ehrenvoll, nachsichtig zu sein, aber es mangelt uns oft an der moralischen Größe. »Wer ohne Sünde ist, werfe den ersten Stein.«

Intellektuelles Wissen hilft nicht viel weiter, denn wenn wir scheitern, ein guter Partner zu sein, werden wir schnell von Reue und Schuldgefühlen übermannt. Dann ziehen wir es vor, Schuld zu verteilen und Vorwürfe zu machen, weil uns das kurzfristig entlastet. Dass wir damit unseren Kredit beim Partner verspielen und dauerhaft tiefe Verletzungen verursachen, übersteigt in dem Moment unseren Verstand. Die ignorante Angewohnheit, Fehler vorzuwerfen und Schuld zu verteilen, eignet sich ideal zur Selbsthilfe mit EFT.

Ich persönlich würde EFT als Kritisierender wie als Kritisierter so anwenden: Ich glaube, EFT wirkt besser, wenn du die negativen und brenzligen Aspekte eines Problems fokussierst, besonders die irrationalen, also die schrecklichen, fürchterlichen, grauenhaften. Ich spreche das Thema mit den Affirmationen nur behutsam an, weil ich das hilfreich finde. Passe es deiner Situation individuell an.

Wenn du eher zum Handeln neigst, drängt es dich vielleicht, ›Unrecht‹ wiedergutzumachen und wieder Ordnung in das Chaos deiner Innenwelt zu bringen, das natürlich ein Anderer angerichtet hat, üblicherweise jemand, den du »liebst«.

» *Selbst wenn ich das Gefühl habe, das nicht loslassen zu können, tue ich mein Bestes.*
» *Obwohl ich es nicht länger tolerieren kann, und das sollte ich auch nicht nötig haben, und er/sie sollte es mittlerweile besser wissen, werde ich einen Weg finden, damit umzugehen.*

- *Obwohl ich weiß, dass ich in dieser Sache Recht habe und er/sie deshalb Unrecht haben muss, bin ich lieber glücklich, als dass ich vollkommen Recht behalte.*
- *Obwohl es eine persönliche Beleidigung ist, soll das unserer Freundschaft nicht im Weg stehen.*
- *Obwohl ich darüber so aufgebracht bin, dass ich nicht mal klopfen möchte, tue ich's trotzdem, um den Glauben nicht zu verlieren.*
- *Obwohl dies das Fass zum Überlaufen bringt – wir alle machen Fehler.*
- *Obwohl es mir das Leben schwer macht / mehr Arbeit für mich bedeutet, was ich nicht brauche, will ich hart an unserer Freundschaft arbeiten.*
- *Obwohl mich das an einen Haufen anderer schlechter Dinge erinnert, es ist erst Montag, ich werde das bewältigen.*
- *Obwohl dies beweist, dass ich mit einer Kriminellen / einer Närrin / einer Geisteskranken / einem Tölpel / einem hoffnungslosen Fall zusammenlebe, ist er/sie mein Idiot und ich liebe ihn/sie innig.*
- *Obwohl er/sie versprochen hat, mich zu lieben, zu ehren und zu schätzen, habe ich das auch versprochen und das werde ich jetzt sofort tun.*

Blockierende Gedanken, gegen die Bearbeitung der Frustration infolge eines »Verbrechens«, beinhalten:

- *Ich akzeptiere mich tief und vollständig, obwohl...*

- *sich hier nichts jemals ändern wird.*
- *ich zur Fußmatte werde, wenn ich nicht meine Meinung sage.*
- *Dinge richtig gemacht werden müssen (also auf meine Weise).*
- *sie es nicht tut und es sie auch nicht interessiert. Ich bedeute ihr nichts.*
- *sie es nie begreifen wird.*

- *ich es besser kann.*
- *sie es mit Absicht tut.*
- *es mir ernst/wichtig ist und ich mich durchsetzen muss.*
- *ich mit der Falschen zusammenlebe.*
- *ich niemanden respektieren kann, der so etwas tut.*
- *sie das nicht tun würde, wenn sie mich lieben würde.*
- *ich hilflos bin / mich hilflos fühle.*

Häufig vergessen wir die schreckliche Wahrheit, dass sich unsere Partnerin genauso über uns ärgert, wie wir über sie. Natürlich wird sie uns zu gegebener Zeit daran erinnern. Dann wirst du zum Kritisierten, zum Empfänger. Wenn du kritisiert wirst, kannst du EFT auf folgende Art anwenden:

- *Obwohl ich wirklich verletzt und aufgebracht bin und er/sie diese Dinge nicht hätte sagen sollen, beruhige ich mich so gut ich kann.*
- *Obwohl sie wirklich böse ist, werden wir diese Angelegenheit bald wie Freunde in Ruhe besprechen.*
- *Obwohl ich denke, dass es nicht so schlimm ist, werde ich das in Ordnung bringen, ihr zuliebe.*
- *Obwohl dies ein Sturm im Wasserglas ist, es ist unser Wasserglas und ich kann helfen.*
- *Sie hasst mich offensichtlich. Wir können beide das Spiel spielen, aber ich klopfe lieber und verhindere den dritten Weltkrieg.*
- *Obwohl es lächerlich ist, dass sie so aufgebracht ist und mich auch noch aufregt, bleibe ich am Ball, trotz allem.*
- *Obwohl ich schuldig bin, bis ich meine Unschuld bewiesen habe – ich kann diesen Sturm überstehen.*
- *Obwohl es technisch gesehen nicht meine Schuld ist, bleibe ich ruhig und entschuldige mich dafür, Teil des Problems zu sein.*
- *Obwohl sie nicht ohne Schuld ist, finde ich die hilfreiche Reaktion auf diese Situation.*

Blockierende Gedanken behandeln:

Ich akzeptiere mich voll und ganz, obwohl...

» *meine guten Taten nicht bemerkt worden sind.*
» *ich ihren Erwartungen nicht gerecht werde.*
» *ich in ihren Augen ein schlechter Mensch bin.*
» *es nun schon wieder geschieht.*
» *ihre Verbrechen schlimmer als meine sind.*
» *ich nicht weiß, was ich tun soll.*
» *die ganze Sache nutzlos ist.*
» *sie mich hasst.*
» *dies einfach zu viel / übertrieben / meine Geduld zu Ende ist.*
» *ich nichts dafür kann, dass ich nicht perfekt bin.*

Ein Vorwand, EFT auf diese verbreiteten Verletzungen nicht anzuwenden, ist, es könnte dazu führen, dass man berechtigten Ärger über Misshandlungen oder Grenzüberschreitungen auf die leichte Schulter nimmt. Das kann sein, doch ich glaube nur dann, wenn es schwerwiegende persönliche Probleme gibt, was sich an einem schwachen Selbstbild der verletzten Person zeigt. Ich würde in einer solchen Situation trotzdem EFT nutzen, weil dadurch sehr wahrscheinlich das Selbstwertgefühl mit der Zeit gestärkt wird.

Wenn EFT seine magische Wirkung auf unsere gestörten Gefühlsreaktionen ausübt, besteht kaum Gefahr, dass wir aus falschen Gründen lammfromm oder zu nachsichtig werden. Wir verlieren weder unseren gesunden Menschenverstand, noch unsere lang erprobte Fähigkeit, hin und wieder das Verkehrte zu sagen oder zu tun.

Ausdauer und noch mehr Ausdauer ist der Schlüssel zur Behandlung tief sitzender Angstgefühle und Befürchtungen, die der Antreiber unserer Kritik sind.

Natürlich ist es aufwendig, sich über die Kompromisse in einer Partnerschaft zu einigen. Einige Gewohnheiten und Mängel werden nie verschwinden. Wenn wir kritisieren, verletzen wir die goldene Regel des Vergebens. Meine Tochter hat mal gesagt: »Ich weiß, dass ich einen Fehler gemacht habe, aber warum bist *du* so aufgebracht?« Genau.

Wenn du dir eine Welt vorstellen kannst, in der du gut behandelt wirst, freundlich und gütig, von jemandem, der nur das Beste von dir denkt, dann wirst du das auch so leben. Als Nelson Mandela 2001 in Sydney war, hat er gesagt: »Wenn du Menschen anständig und ehrlich behandelst, dann werden sie das mit dir auch tun.« Haben wir wirklich das Recht, andere zu kritisieren?

Wenn du Menschen anständig und ehrlich behandelst, dann werden sie das mit dir auch tun.
Nelson Mandela

Nutze EFT, um dir selbst und anderen zu helfen, einschränkende Vorstellungen von der Welt zu überwinden. Fang vor der eigenen Tür zu fegen an.

▶ Den Schmerz begrenzen

Eine Paartherapie ist manchmal, möchte ich sagen, gefahrenschwanger. Das kommt durch die Intensität der schmerzlichen emotionalen Reaktionen, die durch das Zanken und Kämpfen und das, was der Partner eben so tut, ausgelöst werden. Das ist viel schlimmer als nur eine Falte im Seidenlaken des Lebens. Die Intensität steht in keinem Verhältnis zur Provokation und manchmal kommt es zu einem Vulkanausbruch oder Erdbeben. Wenn das nicht so verbreitet wäre, gäbe es nicht so viele Zerwürfnisse und Scheidungen. EFT ist ein wesentliches Mittel der Selbsthilfe, um mit einer Verwicklung fertig zu werden. Es ist Erste Hilfe *par excellence*. Ich habe bislang nur sehr wenige vergleichbare Mittel gefunden, die so breite Anwendungsmöglichkeiten, solche Wirkkraft und Eleganz haben wie EFT.

Höre auf, wie ein Wolf zu handeln, und fühle, wie dich die Liebe des Schäfers erfüllt.
Rumi

In unseren Beziehungen sind wir dem Feuer und der Flut von Emotionen ausgeliefert und verlieren deshalb die Hoffnung auf ein gutes Ende. Wenn wir uns bedroht fühlen, wird Liebe sehr bedingt. In unserem Schmerz schwelgen wir in Schuld und Mangel, sowohl in unserer sorgfältig konstruierten Welt wie außerhalb davon. Wenn primitive Gefühle hochkommen, gibt es wenige verlässliche Wege, Erleichterung und Erlösung zu finden. Nur zu oft endet es in Gewalttätigkeit, Rage, Selbstverletzung, Hilflosigkeit und Depression. Es liegt auf der Hand, dass Menschen fast alles tun würden, um diese überwältigenden Gefühlsreaktionen zu lindern. Um deine Innenwelt zu heilen, werden lebensbejahende Methoden gebraucht. EFT ist eine.

In Situationen extremer Gefahr werden panische Kräfte freigesetzt und wir klammern uns an verzweifelte Handlungen. Ich glaube, dass unsere Instinkte in ähnlicher Weise gegen uns arbeiten, wenn wir uns von unserem Partner bedroht fühlen. Vielleicht will er uns gar nicht bedrohen, aber wir empfinden es so. Harville Hendrix* erklärt diese subjektive Furcht und Angst. Er meint, bei solchen Vorfällen würde unser primitives Reptiliengehirn aktiviert. Wir stellen fest, wir sind nicht sicher. Deshalb will ein Teil von uns handgreiflich werden, um die Gefahr zu beseitigen, oder davonrennen oder sich unterwerfen. In einem solchen Kontext fühlt es sich nicht richtig an, wenn wir *uns* behandeln, wo wir doch offenkundig von einem anderen schlecht behandelt worden sind. Augenblicklich drängen sich zwei Fragen oder Variationen davon auf:

1 War es Absicht?
(Habe ich meinen besten Freund verloren?
Ist sie jetzt mein Feind?)

2 Wie soll ich reagieren?

*Getting the Love You Want

Gewöhnlich lässt eine solche Situation wenig Zeit zum Überlegen, weil sich unsere emotionalen Reaktionen sehr schnell entwickeln.

Wenn uns eine Person verletzt, der gegenüber wir verwundbar sind, leiden wir verheerende Gefühle. Die zu lindern, verwende ich EFT. Zu wissen, dass diese Verletzungen das Ergebnis unserer eigenen, in der Vergangenheit programmierten und konditionierten Reaktionen sind, ist nur ein schwacher Trost. Sie schmerzen trotzdem. In allen Beziehungen kommt das vor. Wir klammern uns an die Illusion, dass so ein Schmerz bei uns ganz selten sein wird, und sind gleichzeitig der Tatsache gegenüber blind, dass wir unserem Partner regelmäßig dasselbe antun.

Deshalb ist der entscheidende Teil des Programms, dass du dir schnell die dritte, wichtige Frage stellst:

3 Was würde Liebe tun?

Wenn du die sofortige Wirkung dieser Frage spürst, wirst du auch mit voller Kraft den Gegensatz fühlen, mit dem die verbundenen negativen Blockierungen und Überzeugungen aufgeladen sind. Sie sind es, die deine primitive Kampf-oder-Flucht-Reaktion auslösen.

Wende EFT darauf an. Fokussiere dein körperliches Unbehagen, mit dem sich diese Gefühle ausdrücken, sofern du feststellen kannst, wo sie lokalisiert sind. Wende EFT schnell an. Mach es umfassend. Und mach es so lange immer wieder, bis du Erleichterung verspürst. Mach es selbst dann, wenn du nicht weißt, was du tust. Es ist dein tiefer Schmerz aus der Vergangenheit, den du behandelst. Behandle dich unverzüglich und vor allem anderen, und sieh, was nachbleibt. Klopfe zum Beispiel »diese Tränen«, »das elende Gefühl«, »meine Herzschmerzen«. Klopfe auch die Sätze, die gefallen sind, den Gesichtsausdruck deiner Partnerin oder wie »blöd« du dir in einer solchen Situation vorkommst.

- *Ich akzeptiere mich tief und innig, auch wenn...*

- *dies zuviel ist.*
- *ich das nicht machen kann.*
- *es mir jetzt aber reicht.*
- *es schon wieder passiert ist.*
- *sie es mir versprochen hat.*
- *meine Welt zusammenbricht.*
- *ich so nicht leben kann.*
- *ich »nie wieder« gesagt habe.*
- *dies unverzeihlich ist.*

Klopfe auf tiefen Schmerz, Zorn, Scham, Furcht, Trauer und all die Gefühle, die du vielleicht in dir hast. Folge diesen Gefühlen und allen Eindrücken und damit verbundenen Erinnerungen, solange sie noch frisch sind, wenn du Zeit und Raum dafür hast. Klopfe auch in der kritischen Zeit nach dem Vorfall weiter. Bei EFT ist es das Tun, das heilt, nicht das Nachdenken darüber oder das Benennen des Problems.

EFT in einer akuten Situation anzuwenden, ist die psychologische Variante von Soforthilfe am Unfallort, wenn du eine Kompresse auf die Wunde drückst und Ruhe bewahrst.

Wenn du dich ruhiger fühlst, hast du eine Chance, überlegt zu handeln und so gut es geht, damit umzugehen. Stell dir ein Leben vor, in dem du nicht völlig fix und fertig von solchem Schmerz bist, ganz gleich, wie schlimm er ist. Du kannst die Fesseln deines Beziehungsproblems sprengen, indem du dir selbst hilfst. Du entscheidest über weitere Lösungen oder Hilfsaktionen auf der Grundlage einer ruhigen Betrachtung der Ereignisse. Es kann auch sein, dass du die Nase von Misshandlungen voll hast. Es gibt nur Lösungen für euch beide, wenn sich dein wahres Selbst zeigt, dein menschliches Wesen. EFT macht das möglich.

Der schlechte Partner

Fang bei der Tatsache an, dass du DAS bist.
Bob Adamson

Dieser Abschnitt behandelt die üblichen, eher geringen Beziehungsprobleme, die wir alle kennen. Er zeigt, wie man sich ohne professionelle Hilfe selbst helfen kann. Aber es ist nicht beabsichtigt, einfache Lösungen für schwierige Probleme anzubieten, wie zum Beispiel, bei einem chronisch depressiven Partner.

Wenn man in einer Beziehung lebt, stellt sich die Frage: »Wie werde ich mit Gefühlen wie Sorgen oder Unbehagen fertig, die der Andere in mir auslöst? Ist es möglich, dass mein/e Geliebte/r nicht perfekt ist, heute wirklich nicht gut ist, okay: *schlecht*?«

Verletzte Gefühle dieser Art sind häufig unverhältnismäßig heftig und es ist dir ein Rätsel, wo diese Seite deiner Freundin herkommt. Es kann doch nicht sein, dass es sie schon gab, als du so etwas gesagt hast wie: »Kommst du öfter hier her?« – »Wollen wir einen Kaffee zusammen trinken?« – »Hast du Lust, meine CD-Sammlung anzusehen?« In einer Welt voller Liebe und Romantik gibt es nur Anmut und Licht. Wieder mal falsch!

Dies ist kein philosophisches Thema, es ist alltägliche Praxis. Wenn wir mit solchen Verletzungen oder negativen Gefühlen nicht umgehen können, sind wir auf vielfache Weise »nicht in Beziehung«. Unsere innere Welt ist zerborsten. Das ist wie der Kulturschock in einem fremden Land oder wie die Zweifel und Befürchtungen, wenn man eine neue Arbeit oder Lebensphase beginnt, nur viel schmerzlicher. Wenn dich dein Partner verletzt hat, wie kannst du dann verbunden bleiben, während sich deine wütenden und aufgebrachten Gefühle dem intuitiv entgegenstellen?

Der ›schlechte‹ Partner...

- drückt deine Knöpfe.
- bricht deine Regeln.
- vergisst deine besonderen Bedürfnisse, die du ihm in harten Lektionen vermittelt hast.
- ist egoistisch, rücksichtslos, gedankenlos, taktlos, nicht liebenswürdig, unkooperativ, achtlos (du ergänzt den Rest).
- ist anderen störenden Mitgliedern seines Geschlechts, mit denen du aufgewachsen bist, sehr ähnlich.
- lässt dich deinen eigenen Kampf mit dem ›Schlechten‹ in dir völlig vergessen – und all die persönlichen Probleme, die du für dich behalten hast, als ihr zusammengekommen seid und *alles* zu teilen begonnen habt.

▶ Lebenspraktische Lösung

Erstens, das Gute muss das Schlechte überwiegen. Das ist wesentlich, um mit der Gesamtsituation zurecht zu kommen. Liebe, Annahme, Abwägen und all das gute Zeug mit langen Namen, doch im Grunde eine Menge gegenseitigen Kredits, Vertrauens und Bettgeflüsters aus guten alten Zeiten.

Wenn es in deiner Beziehung zu Misshandlungen kommt, *ganz gleich welcher Art*, oder wenn du das Bedürfnis hast, Schmerz zu fühlen oder zuzufügen, dann tu's meinetwegen, aber lass mir meine verzerrte Vorstellung von Glück.

Zweitens, das ›Schlechte‹ hat einen Zweck. Wir alle haben viele Fehler, unsere Schattenseite, und falls du für diese Inkarnation nicht das Leben als erleuchteter Heiliger auf dich genommen hast und nur darauf wartest, das Geheimnis des glücklichen Lebens zu enthüllen, wirst du dein ganzes Leben an dir arbeiten müssen. Nur die persönliche Arbeit an dir selbst bringt dir die Lösung für die schmerzliche Situation. Beziehungen bringen Verletzungen mit sich. Wir bezahlen Lehrgeld, um zu lernen, wie andere sind.

Drittens, auch du bist (manchmal) der ›schlechte‹ Partner. Wie reagiert er/sie dann auf dich? Wer ist schlechter? Wer von euch beiden ist begriffsstutzig? Liebe ist so lange bedingt, bis du deine Stützräder nicht mehr brauchst. Schaff die richtigen Bedingungen. Das kann harte Arbeit sein und gegen dein Empfinden.

Viertens, du solltest keine schlechten Gefühle haben, doch du hast sie. Du bist nicht so wie dein Partner (abgesehen von kaltherzigem Benehmen und der Fähigkeit zu verletzen). Wäre es möglich, dass deine Schattenseite verhindert, dass du mit dem Problem fertig wirst? Dein ganzes Wissen hilft dir nicht. Das ist offensichtlich, sonst hätten Psychologen und Psychiater das Monopol auf gute persönliche Beziehungen. Komm in die Welt von EFT!

▶ **Schlachtplan** (unvollständige Liste)

- Mach nichts sofort. Das empfehle ich dringend, denn dein Verstand ist in diesen Angelegenheiten nicht immer dein Freund. Für die Verletzung gibt es häufig weder einen logischen Grund, noch eine Lösung. Lass dir Zeit.
- Behandle dich mit EFT (s. u.).
- Unterbrich dein Grübeln. Geh nach draußen, geh spazieren, lenk dich ab, mach das Haus sauber.
- Sieh über das schlechte Verhalten kreativ hinweg. Es ist nicht das erste Mal und wird nicht das letzte sein. Ist es eine schlechte Angewohnheit oder nur eine Falte im großen Seidenlaken des Lebens? Sei ehrlich, hast du niemals ein anderes Auto beim Einparken angestoßen?
- Meditiere mal über den Preis, keine perfekte Beziehung zu haben. Würde ein Gericht ihn oder sie aufgrund der Beweise verurteilen?

- »Halte auch die andere Wange hin.« Ein guter Tipp für engagierte Christen, die das Neue Testament lieben und den Anderen nicht wirklich totschlagen wollen.
- Konfrontiere den Verbrecher, wenn du mutig (und unschuldig) bist.
- Sei dankbar.
- Imaginiere die Auflösung des Problems und die Erneuerung eurer Freundschaft.
- Schmolle. Hab einen Wutanfall. Lauf weg. Gib auf. Werde zutiefst depressiv und lass dich endlos volllaufen. Gut, ich mache nur Spaß, aber sind diese Reaktionen nicht sehr populär?

EFT anwenden

Denk an den Namen oder Kosenamen deines Partners. Suche, wo in deinem Körper du eine Empfindung wahrnimmst, wo »es« sitzt, zum Beispiel Magen, Herz, Brustkorb. Fühle das Gefühl und sprich:

» *Auch wenn ich [Gefühl] habe/bin, akzeptiere ich mich.*

Dann klopfe den Vorfall, also was gesagt oder getan wurde.

Für viele verletzte Gefühle gibt es keine Worte, warum also die Sache komplizieren? Mach EFT einfach, um dich zu beruhigen, also mit »diese Aufregung«, »dieser Stress«, »dieses leere Gefühl«.

Lass deine Gedanken um »unfair«, »so etwas sollte nicht passieren« und alles, was mit Selbstmitleid zu tun hat, kreisen und klopfe mit allem, was auftaucht.

Klopfe mit Gutem und Schlechtem abwechselnd, also beispielsweise: »Ich liebe sie / aber nicht heute.« Oder: »Er ist mein bester Freund / aber er hat mich wirklich verletzt.«

Klopfe blockierende Begriffe, wie: »Es kann nicht gelöst werden.« – »Es ist nicht zum Aushalten.« –»Ich kann das nicht verzeihen.«

Es kann helfen, das Problem in Gedanken aufzubauschen, während du klopfst, weil dadurch die Wirkung verstärkt wird. Füge die Adjektive schrecklich, fürchterlich oder schauderhaft in dein Gedankenmuster ein. Wenn du kannst, intensiviere das Problem ein bisschen, während du klopfst, und sieh, was geschieht. Sei mit dem Klopfen ausdauernd!

Natürlich ist es ein schweres Vergehen, wenn ein Partner dem anderen weh tut. Ich will nicht leichtfertig damit umgehen. Nicht, dass wir jemals jemandem, den wir lieben, solche Schmerzen zufügen würden. Aus Versehen höchstens. Oder zufällig. Niemals aus Bosheit oder Gemeinheit. Jedenfalls nicht absichtlich, selbst wenn es passieren sollte, was es natürlich nicht wird...

Ich behaupte, dass die Verantwortung für fortwährende Probleme in einer Beziehung halbe-halbe verteilt ist und das gilt für das Leiden genauso. Männer und Frauen haben dieselbe Fähigkeit, einander zu verletzen. Das zu sagen, ist nicht politisch-korrekt, aber es ist meine Erfahrung. Falls du meinst, dass eines der Geschlechter unter gescheiterten Beziehungen mehr leidet, lass mich das bitte wissen.

Frag dich mal: »Ist er/sie eines morgens aufgewacht und wollte mich verletzen?« Ist die Antwort Ja, dann befindest du dich in einer schlechten Lage. Entweder ist dein Kredit bei deinem/deiner Liebsten auf Null oder du bist mit einem Monster zusammen. Vielleicht bist du schon auf halbem Weg ins Krankenhaus, zum Gericht oder zur Leichenhalle. Falls die Antwort Nein ist, könnte es sein, dass dein Partner menschlich und fehlbar ist, mit all den Mängeln und Schwächen, die wir als Menschen (auch du) geerbt haben. Achte auf deinen Partner und »tu dein Bestes« (Larry Nims), möglichst oft auch für dich.

Validierung

Man wird nicht erleuchtet, indem man Formen des Lichts imaginiert, sondern indem man die Dunkelheit bewusst macht.
C. G. Jung

▶ In diesem Abschnitt beschäftigen wir uns damit, durch Anwendung paradoxer Methoden unsere Schattenseite zu akzeptieren. Validieren bedeutet bestärken und untermauern,[1] und wir verstehen darunter, ein Selbstgefühl zu affirmieren, für sich selbst und für andere.

Es ist die Arbeit an uns selbst, die den Unterschied in Beziehungen zu anderen macht. Diese Arbeit ist das Einzige, bei dem wir die gesunde Illusion von Kontrolle haben. Es fällt uns in Beziehungen schwer, all die Eigenarten des Anderen zu akzeptieren, doch das ist unbedeutend verglichen damit, uns selbst zu akzeptieren, wie wir wirklich sind. Beklagst du das schlechte Urteilsvermögen deiner Freundin, weil sie dich mag? Wie können wir Mitgefühl für andere haben, wenn wir uns selbst anklagen?

EFT schafft Verbindung*: Ich* ***akzeptiere*** *mich...* Ich stelle immer wieder fest, dass Menschen bei diesem Wort zögern, wenn sie den Satz zum ersten Mal sagen sollen. Offensichtlich gibt es einen Teil in ihnen, der sich nicht akzeptiert, wie Steve Wells in seinen Beitrag über Selbstannahme[2] geschrieben hat. Sie können ihr Selbst und ihr Sein nicht validieren. Es zu tun erscheint ihnen nicht real oder wahr zu sein, weil es all das verleugnete und schreckliche Zeug enthält.

Ein solcher Augenblick von Bewusstheit in einer EFT-Sitzung verlangt ausgewogenes und praktisches Herangehen, denn ich den-

[1]*valid:* ein Fundament haben, auf Wahrheit beruhen. Die ursprüngliche Bedeutung ist robust, gesund (Collins English Dictionary); Anm. d. Autors.
[2]www.eftdownunder.com

ke, genau das ist das Problem menschlichen Leidens, der zugrunde liegende, abgetrennte, verdrängte lebensverneinende Anteil.

Diese Schattenseite ist ein Paradoxon. Sie hat ihre eigene bizarre Logik. Wenn du sagst, dass du dich akzeptierst, bist du ein Heuchler, denn es schließt ja die unakzeptierten Teile von dir ein. Das funktioniert also nur, wenn du es nicht so genau nimmst. Sagst du aber, dass *du dich nicht akzeptierst,* dann bleibst du hoffnungslos in deinem von Fehlern geplagten Selbst stecken. Du schlägst die Tür zu Veränderungen zu. Es ist ein monströses Dilemma.

Nun ja, an dem Tag, an dem ich geboren wurde, war Gott krank.
Cesar Vallejo

Natürlich sieht unser Verstand das alles in Schwarzweiß und in Begriffen von Gut und Schlecht, doch ich bin ganz sicher, dass hier eine dunkle Wahrheit auf Heilung wartet. Wenn Menschen EFT erlernen, erleben sie gleich zu Anfang, wie sie sich selbst herabsetzen. Und das passt! In der Beziehung zu uns selbst sind wir nicht vereint, sondern getrennt. Der innere Widerstand ist nicht logisch oder rational oder intelligent, er ist emotional und ein Teil unserer negativen Überzeugungen.

Natürlich sind wir seit Jahrzehnten konditioniert zu denken, dass mit uns etwas nicht stimmt, unser Verhalten falsch ist. Wieder und wieder wurde uns gesagt: »Du bist ein böser Junge!«, und nicht: »Was du getan hast, war nicht in Ordnung.« Das ist eine tief greifende Herabsetzung.

An dem, was wir auf diese Weise in der Familie gelernt haben, halten wir oft ein Leben lang fest, und nicht selten verallgemeinern wir es im Hinblick auf alle Menschen. Das sind unsere Überzeugungen, unsere Regeln von Gut und Böse. Psychotherapeutische Bücher zu diesem Thema gibt es tonnenweise.

▶ Verbindung zu abgelehnten Teilen aufnehmen

Warum sind Freunde und Therapeuten so schnell bei der Hand, das Positive in uns zu bekräftigen (validieren) und dem Negativen auszuweichen oder es zu verneinen? Ich denke, die Herausforderung ist, die Schattenseite zu validieren, zu erkennen, was sie bedeutet, und ihr legitimes Dasein und das damit verbundene Leiden anzuerkennen.

Wenige Menschen bedenken, dass ihre Fehler etwas sind, was sie wirklich ihr eigen nennen können. Und es sind nicht unbedingt nur erlernte Verhaltensweisen, um die es geht, sondern auch ganz einfach Fehler. Ein Freund von mir sagt gern ironisch: »Ich weiß nicht, wie viele von diesen Lernerfahrungen ich noch aushalten kann.« Wir kommen fälschlich zu dem Schluss, unsere Fehler und Mängel dürften nicht sein, dürften nicht Teil des Ganzen sein.

Wenn ein Paar in meinem Beratungszimmer einen Streit hat, dann halte ich sie nicht auf. Nur wenn sie mal Luft holen, frage ich, ob das so die Art ihrer Beziehung ist. Ich sag dann, dass ich in dieses feingestimmte System nicht störend eingreifen will, weil es vielleicht nur in einer Weise gut funktioniert, die ich nicht verstehe. Meist sind beide gleich stark. Natürlich beschuldigen sie sich gegenseitig und können unmöglich miteinander auskommen. Das ist ihre Beziehung. Also: *Wo liegt das Problem?*

Ich akzeptiere ihre Mängel und ermutige sie stillschweigend, sich zu ändern. Doch wenn sie das nicht wollen oder können – so ist das Leben.

▶ Der erste Schlüssel: Bewusstheit

»Die fokussierende Herangehensweise, die alles uneingeschränkt annimmt, nichts verurteilt, nichts festlegt, sondern sich alles vergegenwärtigt, was kommt, ist für mich der entscheidende Faktor, und das versuche ich meinen Klienten zu vermitteln.« (Christel Kraft)

Das meiste Leid wird in einer Beziehung durch die vergiftenden Gefühle des Getrenntseins verursacht. Wo steht es geschrieben, dass die, die wir lieben, uns nie verletzen werden?

Es geschieht. Wir tun es anderen auch an. Menschen hassen es, kritisiert zu werden, ganz besonders in einer Beziehung, weil es die vorhandenen Selbstzweifel verstärkt.

▶ Der zweite Schlüssel: Bewusstheit zulassen

Wir können zu dem dunklen Teil unseres Seins Ja sagen, statt Nein zu dem Trauma, für das er steht.* Das bedeutet weder Zustimmung noch Kapitulation. Wir bringen es ans Licht, an die Front unseres Gedankenfeldes – wo es dahinschwindet. Durch Geheimhaltung, Furcht, Scham und Verletztheit wird es nur gefördert. Es gibt eine allgemeine Furcht, unsere Schattenseite könnte die Oberhand gewinnen und uns ersticken. Bei aufmerksamer und andauernder Anwendung von EFT ist das noch nie geschehen.

Ich bin ein Werk im Werden.

verwirrter Teilnehmer eines Workshops

▶ Der dritte Schlüssel: Mit EFT an deine Schattenseite heranschleichen

Dies ist wie psychologisches Aikido. Stell dir vor, trotz all dieser Mängel, fröhlich zu sein.

In unserer klinischen Arbeit haben Steve Wells und ich beobachtet, dass es ganz bedeutenden Gewinn bringt, negative Überzeugungen mit Humor und Paradoxa zu stimulieren und gleichzeitig EFT anzuwenden. Dadurch wird besonders der subtile Druck gelindert, die Welt nur auf eine Weise (z. B. positiv) zu sehen. Außerdem bewirkt es in der inneren Einstellung eine wunderbare Ironie – das genaue Gegenteil von Zynismus –, die sich als gesunder Respekt gegenüber persönlichen Mängeln und Beschränkungen zeigt. Das führt zur Versöhnung mit sich selbst und zur Ganzheit.

Ich bin nicht okay und du bist nicht okay. Aber das ist okay.

Selbsthilfe-Handbuch der Mafia

*Dank an Tapas Flemming für den Ursprung dieses Gedankens

▶ **Allgemeines EFT**

Manchmal kannst du die wichtigsten Vorkommnisse direkt mit EFT behandeln (der Erinnerungssatz ist fett gesetzt):

» *Ich akzeptiere mich...*

» *mit* ***all meinen Mängeln und Schwächen.***
» *obwohl* ***ich mich nicht akzeptiere****.*
» *obwohl* ***nichts gut läuft****.*
» *obwohl* ***ich weiß, dass ich nicht gut genug bin****, auch wenn andere sagen, dass ich es bin.*

Das Problem bearbeiten

Ich setze EFT ein, um ein Problem kreativ zu bearbeiten und schlage paradoxe Sätze als Variationen zum Thema vor. Dazu werden die Punkte beklopft.

» *Selbst wenn ich begriffsstutzig bin / alles durch die rosarote Brille sehe / durchs Leben stolpere...*
» *Ich war's nicht. Es war mein böser Zwilling, der das getan hat.*

Übertreibung und Ironie

Ganz unbekümmert verwende ich die Adjektive *schrecklich*, *fürchterlich* und *abscheulich*, um das Problem zu übertreiben und aus einem Ameisenhaufen ein Gebirge zu machen.

» *Obwohl ich einen schrecklichen Partner habe, der mich wirklich fürchterlich behandelt, tue ich mein Bestes.*
» *Es ist bestimmt zu schwer für mich, darüber hinwegzukommen.*
» *Es könnte schlimmer sein, als ich gedacht habe.*
» *Die ersten vierzig Jahre sind die schwersten.*

Paradoxes Herangehen an paradoxe Probleme

» *Obwohl ich mich nicht akzeptieren kann, akzeptiere ich, dass ich mich nicht akzeptieren kann, und kann wenigstens akzeptieren, dass ich mich nicht akzeptieren kann.*[1]

Diese Aussage zeigt, wie man das Negative und Positive nebeneinander existieren lassen kann. Es gibt einen Unterschied zwischen ausgeglichen sein und perfekt sein.

» *Ich mache mir Vorwürfe, dass ich mir Vorwürfe machen möchte, was ich aber nicht tue.*
» *Ich bin der Einzige, der die Erlaubnis hat, so mit mir zu reden.*
» *Er ist vielleicht nicht toll, aber er ist meiner.*[2]

Polare Formulierung

Ich schlage vor, die Art und Weise zu nutzen, wie der Verstand arbeitet, indem man den negativen Gedanken so ausspricht, wie man ihn empfindet, und dann das positive Gegenteil hinzufügt, während man klopft.

Erinnerungssatz:

» *Ich akzeptiere mich überhaupt nicht, weil [viele Gründe], aber ich tu es.*

Oder umgekehrt:

» Ich bin ein wirklich guter Mensch / gut zu Tieren, aber nicht zu mir selbst.

Abwechselndes Klopfen auf Gegensätze

Erster Punkt	*Ich bin ein guter Mensch.*
Zweiter Punkt	*Nicht immer.*
Dritter Punkt	*Ich tue mein Bestes.*

[1]Formulierung von Dr. Alexander Lees [2]über Ehemänner, von Frank Farelly

Vierter Punkt *Was wirklich nicht gut genug ist.*
Fünfter Punkt *Aber ich tue weiter.*
Und so weiter.

▶ Das Negative

Probleme negativ zu formulieren bringt sie direkt ans Licht. Das gegensätzliche Positive, das du dir wünschst, kann gleichzeitig in deinen Gedanken sein. Mit dem Negativen zu arbeiten, vertieft nach meiner Erfahrung die Arbeit mit EFT, das sehr stark auf negative Aussagen wirkt. Wenn ich mit Klienten arbeite, lege ich den Akzent auf die negativen Aussagen und klopfe dann ausgiebig die Assoziationen und Erfahrungen, die aufsteigen.

Wenn ich in sehr gutem Rapport[1] mit dem Klienten bin, spreche ich für ihn das »Unaussprechliche« aus und denke für ihn das »Undenkbare«.[2] Das Negative zu stimulieren, hat eine intensive und konstruktive Wirkung. Das ist das paradoxe Wunder der Energietherapien. Wenn ich auf diese Art arbeite, ziehe ich es vor, fortwährend mehrere Punkte zu klopfen.

Sehr oft gibt es keine Worte, sondern nur verletzte Gefühle durch mangelnde Bestätigung in der Vergangenheit. Mit diesen Gefühlen kann man im Körper (z. B. »Druck im Bauch«) arbeiten, wenn man sie dort lokalisieren kann. Frage dich: »Wo fühle oder stelle ich mir dies in meinem Körper vor, wenn ich eine Stelle dafür nennen soll?«

Erinnerungen, Erfahrungen und Eindrücke sind an unsere innersten Überzeugungen gebunden. Arbeite beharrlich mit EFT daran. Es kann lebensverändernd sein, wenn man alle Nachwirkungen bestimmter Ereignisse heilt. Wenn man es richtig anpackt, werden die lebensverneinenden Teile nicht länger dominieren. Es ist einsam, sein eigener Therapeut zu sein. Wenn du also das

[1]Ein psychologischer Fachbegriff der besagt, dass die Verbindung zwischen Klient und Therapeut gut ist (Rapport herstellen); Anm. d. Übers.
[2]Aus den Lehrsätzen der Provokativen Therapie; Anm. d. Autors.

Gefühl hast, dass du in der Steilwand deines persönlichen Mount Everest hängst, such dir Hilfe.

Larry Nims sagt, wir tun unser Bestes gemäß unserer Erziehung, unserer Konditionierung und unserer frühen Lebenserfahrungen. EFT und andere Energietherapien haben das Potenzial, unsere schwächenden Ansichten fortgesetzt zu revidieren und aufzulösen. EFT hilft dir, dein wahres Selbst zu entdecken.

Beziehungen und Spiritualität

Du hast nie das Haus verlassen und fragst nach dem Weg.
Nisargadatta

▶ Ich glaube, es ist kein Zufall, dass die herausragenden Persönlichkeiten im Feld der Energetischen Psychologie starke Verbindungen zu Spiritualität haben, was in ihre Arbeit einfließt. Obwohl dieser Aspekt wenig im Blickpunkt liegt, halte ich ihn für einen integralen Bestandteil. Ich frage mich, ob die Arbeit mit Energetischer Psychologie ganz natürlich die Chance für eine spirituelle Öffnung bietet.

Ich glaube schon. Meine Beobachtungen der tiefer gehenden Wirkung von EFT lassen mich vermuten, wenn der Verstand beruhigt ist, entfaltet sich das Sein, was gewöhnlich von innerem Frieden begleitet ist. Möglicherweise aktivieren wir unsere spirituellen Energien, wenn wir energetische Methoden anwenden.

Eckhart Tolle erklärt in »The Power of Now« den Weg zu spirituellem Wachstum für den Einzelnen und für Paare, die eine tiefere Verbindung suchen. Er betont, wie unser Verstand unser Bewusstsein der Gegenwart trübt und unsere innere Energie schwächt. Wenn wir akzeptieren, was ist, das Jetzt, und von unserem egoisierenden Verstand und dem emotionalen Schmerzkörper Abstand nehmen, können wir uns für Freude und Liebe öffnen.

Ich zitiere einige Stellen aus seinem Buch und erläutere meine Version, wie EFT helfen könnte, die Wahrheit zu erkennen. Ich nutze seine Worte, um zu erläutern, wie sich Menschen in Beziehungen mit energetischen Methoden selbst helfen können. Natürlich sind meine schlichten Kommentare kein Ersatz für die Weisheit und Inspiration eines Eckhart Tolle, wie du sie seinem großartigen Buch direkt entnehmen kannst.

Sobald dein Urteilen ein Ende findet, weil du das, was ist, annimmst, bist du vom Verstand befreit. Du hast Raum für Liebe, für Freude, für Frieden geschaffen. Zuerst hörst du auf, dich selber zu verurteilen, dann hörst du auf, deinen Partner zu verurteilen. Der größte Katalysator für Veränderung in einer Beziehung ist das totale Annehmen deines Partners oder deiner Partnerin, so wie sie sind, ohne das Bedürfnis, sie wie auch immer zu verurteilen oder zu verändern.[1]

Dies berührt direkt das Herz einer Beziehung. Ich habe festgestellt, dass die negativen Probleme, die nicht selten durch den Setup-Satz: »Ich akzeptiere mich«, ausgelöst werden, nichts anderes als die Blockierung sind, du selbst zu sein. EFT kann harmonisierend auf das Chaos wirken. Das vergrößert die Möglichkeit, dass du bewusster wirst, zum Teil auch, weil es dich im Jetzt verankert, wenn du deine Aufmerksamkeit auf den Energiekörper richtest.

Warum kannst du nicht einfach nur du selbst sein? Sobald du in Beziehung mit dir selbst bist, hast du dich in zwei gespalten: »ich« und »mich«, in Subjekt und Objekt. Diese vom Verstand geschaffene Dualität ist der Grund für all die unnötige Kompliziertheit, für all die Probleme und Konflikte in deinem Leben. Im Zustand der Erleuchtung bist du du selbst – und du und du-selbst verschmelzen zu einer Einheit. Du verurteilst dich nicht selbst, tust dir selbst nicht

[1]Eckhart Tolle: Jetzt! Die Kraft der Gegenwart. Kamphausen (Bielefeld) 2010 (Sonderausgabe); S. 183 f

leid, du bist nicht stolz auf dich selbst, liebst dich nicht selbst, du hasst dich selbst nicht und so weiter. … Es gibt kein »Selbst«, das du schützen, verteidigen oder nähren musst.[2]

Und es gibt auch kein »Selbst«, das akzeptieren müsste.

Deshalb gibt es nach dem Abklingen der ersten Euphorie so viel Unglück, so viel Schmerz in intimen Beziehungen. Sie sind nicht die Ursache für Schmerz und Unglück. Sie bringen den Schmerz und das Unglück, die schon in dir sind, zum Vorschein. Jede Sucht tut das.[3]

Es ist der Anfangspunkt so vieler Beziehungsprobleme, wenn sich schließlich die unbewussten Muster und Schmerzen zeigen, weil sie vom Partner angerührt werden. Dann ist EFT als erhaltender und stabilisierender Mechanismus sehr nützlich, weil es die Kraft hat, die Gefühle *außerhalb* des Verstandes zu behandeln.

Nachdem du EFT angewendet hast, erscheint das Problem, das du hattest, dem Verstand gar nicht mehr so lästig, und du kannst es auf einmal loslassen. Seltsamerweise schwächt sich die Neigung des Verstandes ab, ein Problem immer wieder aufzufrischen, wenn man ein emotionales Trauma beharrlich klopft. Dadurch wird dein Spielraum vergrößert, dir des Augenblicks bewusst zu sein.

Wenn du auf die Unbewusstheit deines Partners in irgendeiner Weise reagierst, dann wirst du selber unbewusst.[4]

Wenn du EFT auf die Verletzungen anwendest, die dir ein Konflikt zufügt, behandelst du direkt die Körperenergie und umgehst dadurch den Widerstand des Verstandes und verstärkst ihn nicht etwa noch. Aufgrund der Erfahrungen vergangener Konflikte ist dein Verstand einzuräumen bereit, dass es besser ist,

[2]ebd. S. 207 [3]S. 181 f [4]S. 188

EFT anzuwenden, als etwas zu tun, das nicht hilft. So findest du einen Weg, die blockierenden Impulse, die aus der Vergangenheit kommen, zu umgehen. EFT bringt ein lebensbejahendes Element in den Ausgleich des Konflikts ein.

Da Widerstand untrennbar vom Verstand ist, bedeutet Aufgabe des Widerstandes – Hingabe – das Ende des Verstandes als dein Meister, als Betrüger, der vorgibt »du« zu sein, als falscher Gott.[5]

Selbstverständlich kann die Lösung persönlicher Blockaden durch EFT dazu führen, dass man annehmender wird. In der Beziehung zeigt sich das als Friede und Harmonie, ohne dass die bestehenden Schwierigkeiten verneint würden. Du kannst die Realität des Lebens und deiner Partnerschaft bejahen, selbst wenn der Verstand damit logisch nicht übereinstimmt. Es kann zuerst Friede in eine Beziehung einziehen, dann kann die Problemlösung folgen. Ein Partner, Freund oder Familienmitglied wird sich vielleicht nie ändern, aber du kannst ihn trotzdem lieben. Wie es zu dieser Einsicht kommt, weiß ich nicht, doch bei den meisten erfolgreichen Behandlungen stellt sie sich ein. Das liegt wohl jenseits des Verstandes. Wenn solche Erfolge mit Logik, Vernunft und Intellekt möglich wären, würden sich viele Menschen glücklich *denken* und für ihr Verletztsein und Leiden keine Hilfe brauchen. Doch das ist eben nicht möglich. Unsere konditionierten Werte und Überzeugungen verhindern das.

Wenn du das, was ist, nie annehmen kannst, dann kannst du automatisch auch niemanden so annehmen, wie er oder sie ist.[6] *In der Hingabe nimmst du im Inneren alles an, was ist, ohne Vorbehalt. ... Hingabe verwandelt nicht das, was ist, jedenfalls nicht direkt. Hingabe verwandelt dich.*[7]

Wenn wir unseren Partner unbedingt ändern wollen, müssen wir der Wahrheit ins Auge sehen, dass dahinter unsere eigene

[5]S. 262 [6]S. 250 [7]S. 254

Unfähigkeit steht, unsere Reaktionen auf den Partner zu akzeptieren. Um genau diese Reaktionen zu bearbeiten, setze ich EFT umfassend ein. So entsteht auf subtile Weise eine Bewegung in Richtung Akzeptanz für das Benehmen des Partners und der eigenen Reaktionen darauf, weil die Intensität der Emotionen und die Neigung des Verstandes zu urteilen gemildert werden. Uns selbst zu verändern, ist die einzige Option, die wir haben, diktieren können wir die Entwicklung der Partnerschaft nicht.

Wenn du nicht akzeptieren kannst, was außen ist, dann akzeptiere, was innen ist. Wenn du den äußeren Zustand nicht annehmen kannst, dann nimm den inneren Zustand an. Das bedeutet: Leiste dem Schmerz keinen Widerstand. Erlaube ihm, da zu sein. Gib dich der Trauer hin, der Verzweiflung, der Angst, der Einsamkeit oder welche Form das Leiden auch annimmt. Beobachte es, ohne es zu benennen. Umarme es.[8]

EFT ist ein machtvolles Heilmittel für jedes Leiden, das von deiner Aufmerksamkeit umarmt wird.

Anstatt füreinander Schmerz und Unbewusstheit zu spiegeln sowie eure voneinander abhängigen Egobedürfnisse zu befriedigen, werdet ihr die Liebe, die ihr im Innersten fühlt, widerspiegeln.[9]

Paare wissen, wie das geht, denn genau das haben sie bei ihrem ersten Treffen getan, als sie sich verliebt haben. Nur der beurteilende Verstand fürchtet belanglose Gewohnheiten, weil sie die Erinnerung an Verletzungen auslösen.

Statt auf die Illusion zu reagieren, siehst du die Täuschung und durchschaust sie zugleich. Wenn du die Erkenntnis lebst, schafft das einen klaren Raum von liebevoller Gegenwärtigkeit, der allen Dingen und allen Wesen erlaubt, sie selbst zu sein. Es gibt keinen größeren Katalysator für Transformation.[10]

[8]S. 259 [9]S. 191 [10]S. 190

Der Wissende zu sein, bedeutet, die innere Turbulenz (in schwierigen Zeiten) zu beobachten und sie zu lassen. EFT kann helfen, die Turbulenzen zu beruhigen und Bewusstsein zu fördern.

Es sieht immer so aus, als wenn Menschen eine Wahl hätten, aber das ist nur eine Illusion. Solange dein Verstand mit seinen konditionierten Mustern dein Leben beherrscht, solange du dein Verstand bist, welche Wahl hast du da? Gar keine. Du bist nicht einmal da. … In dem Moment, in dem du das erkennst, kann es keinen Groll mehr geben. Wie kannst du jemandem seine Krankheit übel nehmen? Die einzig angemessene Antwort ist Mitgefühl.[11]

Jemand, der dich wirklich liebt, will dich nicht verletzen.

Zum Schluss

Wenn du dich dem hingibst, was ist, und dadurch voll gegenwärtig bist, dann verliert die Vergangenheit an Macht. Du brauchst sie nicht mehr. Gegenwärtigkeit ist der Schlüssel. Das Jetzt ist der Schlüssel.[12]

In Beziehungskonflikten ist der Verstand meist nicht dein Freund. Er bietet nur Regeln aus zweiter Hand und weist Richtungen, die blockieren. Wird der Verstand mit Hilfe energetischer Methoden umgangen und du kannst innere Bewusstheit entwickeln, enthüllt sich dein Sein, dein Bewusstsein, liebevolle Präsenz.

Ich sehe zwischen EFT und praktizierter Spiritualität inspirierende Parallelen und glaube, dass EFT im Besonderen und Energetische Psychologie im Allgemeinen das Potenzial haben, Raum für inneren Frieden zu schaffen.

[11] S. 267 [12] S. 268

Schlusswort

Lass uns zusammen alt werden. Das Beste liegt noch vor uns.
Robert Browning

▶ Wenn du bis hierher durchgehalten hast, bist du auf einer Heldenwanderung. Du musst einer aus der glücklichen Bruderschaft von Ehemännern sein, der bereit ist, um der Freundschaft und Glückseligkeit willen von den Frauen zu lernen, ohne dabei dein individuelles subjektives Bewusstsein aufzugeben.

Alles, was du wirklich aufgeben musst, ist dein falscher Stolz, dein Anschuldigen und dein Kritisieren. Dann kannst du, wenn du verletzt bist, selbst die Verantwortung übernehmen und die Blockierung durch Hingabe überwinden.

Mit der Hilfe von EFT – da bin ich ganz sicher – kannst du diese große emotionale Aufgabe meistern. Das ist der revolutionäre Segen dieser Selbsthilfe-Methode. Es geht auch ohne EFT, aber warum solltest du dich begrenzen?

Auch ohne Expertenwissen kann jeder EFT erfolgreich anwenden. Es ist einfach. Du musst nur beharrlich dabei bleiben, bis du siehst, dass es hilft. Dann mach weiter. Wenn du mehr Hilfe brauchst, Unterstützung von anderen, kannst du sie finden.

Natürlich muss deine Partnerin auch an sich arbeiten, doch das ist ihre Sache, nicht deine. Du hast genug damit zu tun, deinen Teil der Beziehung in Ordnung zu bringen.

Nach der Anwendung von EFT kannst du tief greifende innere Veränderungen erfahren. Darin sehe ich den Wert, Heilung und Spiritualität zu unterstützen. Der urteilende Verstand wird umgangen und du wirst ausgeglichener.

Ich würde mich freuen, wenn dir einige Gedanken in diesem Buch einen Weg öffnen. Mach weiter für die, die du liebst.

Hinter-Teil

Anhang

Anhang 1
Den Code knacken

▶ Weibliches Vokabular

Gut

Dieses Wort verwenden wir am Ende einer Auseinandersetzung, wenn wir denken, dass wir Recht haben, dir aber nicht länger widersprechen wollen.

Fünf Minuten

Das bedeutet eine halbe Stunde. Es entspricht den fünf Minuten, die dein Fußballspiel noch dauert, bevor du den Abfall rausbringst.

Nichts

Das bedeutet *etwas* und du solltest deshalb in Alarmbereitschaft sein. *Nichts* beschreibt gewöhnlich das Gefühl, das deine Frau hat, wenn sie dein Innerstes nach außen kehren möchte. *Nichts* signalisiert gewöhnlich eine Auseinandersetzung, die *fünf Minuten* dauern wird und mit *gut* endet.

Tu's doch (mit erhobenen Augenbrauen)

Das ist eine Herausforderung. Eine, bei der sich die Frau über *nichts* aufregt und die mit *gut* endet.

Tu's doch (mit normalen Augenbrauen)

Das bedeutet: »Ich geb's auf«, oder: »Tu was du willst, ist mir egal.« Kurz darauf bekommst du *tu's doch* mit hochgezogener Augenbraue, gefolgt von *nichts* und *gut*. Wenn sie sich beruhigt hat, in etwa *fünf Minuten*, wird sie mit dir sprechen.

Lauter Seufzer

Dies ist kein richtiges Wort, aber es ist eine von Männern oftmals missverstandene Aussage. Ein *lauter Seufzer* bedeutet, dass sie dich gerade für einen Idioten hält und sich fragt, warum sie hier ihre Zeit verschwendet und wegen *nichts* streitet.

Sanfter Seufzer

Auch kein Wort, aber eine Aussage. *Sanfte Seufzer* sind eine der wenigen Signale, die Männer tatsächlich verstehen. Sie ist zufrieden. Am besten bewegst du dich nicht und atmest auch nicht, dann wird sie zufrieden bleiben.

Oh!

Gefolgt von einer Aussage, bedeutet dies Gefahr. Ein Beispiel: »Oh, lass mich das holen«, oder: »Oh, ich hab mit ihm darüber gesprochen, was du letzte Nacht getan hast.« Wenn sie *oh* vor eine Aussage setzt, geh nicht, sondern renn zur nächsten Tür hinaus. Sie wird sagen, dass es ihr *gut* geht, wenn sie deine Klamotten zum Fenster hinauswirft, aber erwarte nicht, das sie in den nächsten zwei Tagen mit dir spricht.

Oh als Einleitung eines Satzes bedeutet gewöhnlich, dass du bei einer Lüge ertappt bist. Versuch nicht, dich herauszuwinden, sonst bekommst du *tu's doch* mit erhobener Augenbraue gefolgt von etwas, das so unaussprechlich ist, dass ich mich nicht überwinden kann, es zu schreiben.

Schon gut

Das ist eine der gefährlichsten Aussagen, die eine Frau einem Mann gegenüber machen kann. *Schon gut* bedeutet, du sollst erst einmal lange und hart darüber nachdenken, bevor sie dich für das bestraft, was auch immer du gerade verbrochen hast.

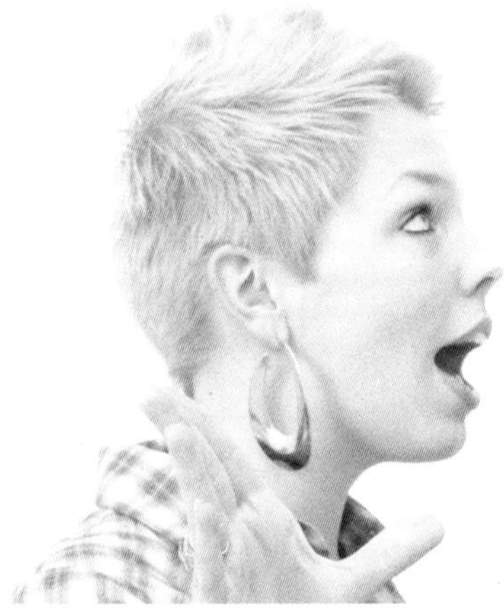

Schon gut wird häufig zusammen mit *gut* und *tu's doch* mit hochgezogener Augenbraue verwendet. Zu einem späteren Zeitpunkt, nachdem sie geplant und überlegt hat, wirst du dich in großen Schwierigkeiten befinden.

Sag schon

Dies ist keine Aussage, es ist ein Angebot. Ein Frau gibt dir die Chance, mit irgendeiner Entschuldigung oder einem Grund für das anzukommen, was du getan hast. Du hast eine faire Chance, ihr die Wahrheit zu beichten. Sei also vorsichtig und du kriegst vielleicht kein *schon gut.*

Danke

Eine Frau dankt dir. Dreh nicht durch, sag einfach: »Bitte.«

Vielen Dank

Das ist etwas ganz anderes als *danke.* Eine Frau sagt *vielen Dank,* wenn sie sich wirklich über dich geärgert hat. Es bedeutet, dass du sie in gefühlloser Weise verletzt hast und ein *lauter Seufzer* folgen wird, während sie dir *nichts* sagt.

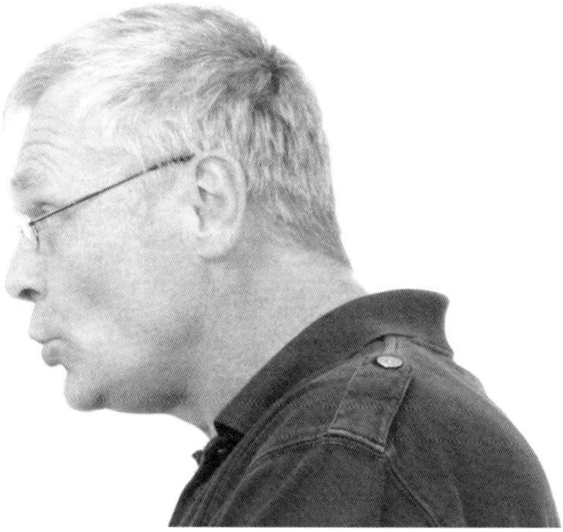

▶ Männliche Sprachmuster

Ich kann es nicht finden.

Es ist nicht in meine aufgehaltenen Hände gefallen, deshalb hab ich überhaupt keine Ahnung.

Das ist Frauenarbeit.

Es ist schmutzig, schwierig und undankbar.

Willst du mich heiraten?

Meine beiden Zimmergenossen sind ausgezogen, ich kann die Waschmaschine nicht bedienen und es ist kein Nutella mehr da.

Das ist Männersache.

Diese Aussage hat kein rationales Denkmuster, deshalb gibt es keine Chance, sie logisch zu erklären.

Kann ich beim Essenmachen helfen?

Warum steht das Essen noch nicht auf dem Tisch?

Es würde zu lange dauern, dir das zu erklären.

Ich hab keinen blassen Schimmer, wie das funktioniert.

Ich mache dieser Tage mehr Fitness.

Die Batterien in der Fernbedienung sind leer.

Wir werden zu spät kommen.

Jetzt hab ich einen guten Grund, wie ein Verrückter zu fahren.

Mach mal Pause, Liebling, du arbeitest zu viel.

Ich kann wegen des Staubsaugers das Fußballspiel nicht hören.

Das ist interessant, Liebste.

Redest du noch immer?

Liebling, wir brauchen doch keine materiellen Dinge, um uns unsere Liebe zu beweisen.

Ich habe unseren Hochzeitstag mal wieder vergessen.

Du erwartest zu viel von mir.

Du willst, dass ich wach bleibe.

Es ist wirklich ein guter Film.

Es gibt schnelle Autos, Schießereien und nackte Frauen.

Anhang 2
Quiz

▶ Seit Tausenden von Jahren haben Männer versucht zu verstehen, wie man mit Frauen umgehen muss. Endlich! Dieser Führer durch Plus und Minus wird dir verstehen helfen, wie es wirklich läuft. Denk daran, dass es im Reich der Romantik nur eine Regel gibt: Mach sie glücklich! Tu was sie mag und du kriegst Punkte. Tust du etwas, das sie nicht mag, werden dir Punkte abgezogen. Keine Punkte bekommst du für etwas, das sie erwartet. Bedaure, aber das sind die Spielregeln. Es folgt eine kurze Einführung in das Punktesystem.

Einfache Pflichten

Du machst die Betten. .... +1

Du machst die Betten,
vergisst aber die Dekokissen zu drapieren. 0

Du wirfst die Decke über das zerwühlte Bett. .... -5

Du klappst die Klobrille nicht runter. .... -5

Du legst eine neue Rolle Klopapier raus,
wenn die alte verbraucht ist. 0

Wenn das Klopapier zu Ende ist, nimmst du Kleenex. .... -1

Wenn keine Kleenex mehr da sind,
rennst du ins andere Badezimmer. .... -2

Du besorgst ihr extra-leichte Slipeinlagen mit Flügeln. ...... +5

Bei Glatteis. .... +8

Kommst aber mit einer Kiste Bier zurück. .... –5

Und ohne Slipeinlagen. .... –25

Du untersuchst ein verdächtiges Geräusch in der Nacht. 0

Du überprüfst ein verdächtiges Geräusch, aber da ist nichts. 0

Du überprüfst ein verdächtiges Geräusch und da ist was. .. +15

Du drischst mit der Stehlampe drauf ein. .... +10

Es war ihre Katze. .... –40

Auf einer Party

Du bleibst die ganze Zeit an ihrer Seite. 0
Du bleibst eine Weile bei ihr und dann plauderst du mit einem Kollegen über... .... –2
Sie heißt Mona. .... –4
Und ist Tänzerin .... –10
Sie hat Silikonimplantate. .... –18

Ihr Geburtstag

Du erinnerst dich an ihren Geburtstag. 0
Du kaufst ihr Blumen und eine Karte. 0
Du gehst mit ihr zum Essen. 0
Du gehst mit ihr zum Essen und zwar nicht in eine Kneipe. +1
Okay, es ist eine Kneipe. .... –2
Und es ist »So viel Sie essen können«-Tag. .... –30

Ein Herrenabend

Du gehst mit einem Kumpel aus. 0
Er ist glücklich verheiratet. .... +1
Er ist unverheiratet. .... –7
Nicht mehr lange – es ist sein Junggesellenabschied. .... –10
Er hat eine Vorliebe für das Rotlichtviertel. .... –50

Ausgehen mit ihr

Ihr geht ins Kino. .... +2
Ihr seht einen Film, den sie mag. .... +4
Ihr seht einen Film, den du hasst. .... +6
Ihr seht einen Film, den du magst. .... –2
Der Titel ist »Todesbulle III«. .... –3
Darin fressen Cyborgs Menschen bei lebendigem Leibe. ...... –9
Du hattest gesagt, es wäre ein Film über Waisenkinder in Indien. .... –15

Deine Figur

Du entwickelst einen ziemlichen Bierbauch. .... –15
Du entwickelst einen ziemlichen Bierbauch und machst Fitness, um ihn loszuwerden. .... +10
Du entwickelst einen ziemlichen Bierbauch und nimmst Zuflucht zu sackartigen Jeans und Hawaii-Hemden. ..... –30
Du sagst: »Ist nicht so schlimm, du hast ja auch einen.« –800

Die große Frage

Sie fragt: »Macht mich dieses Kleid dick?«
Du zögerst mit der Antwort. .... –10
Du fragst: »An welcher Stelle?« .... –35
Du erwiderst: »Nein, ich glaube, es ist dein Hintern.« .... –100
Alle anderen Antworten außer Nein. .... –20

Kommunikation

Sie möchte über ein Problem reden und...
du hörst mit besorgter Miene zu. 0
du hörst mehr als eine halbe Stunde zu. .... +5
du greifst ihr Problem auf und erzählst von einer ähnlichen Erfahrung. .... +50
dein Verstand driftet zur Sportschau und plötzlich hörst du sie fragen: »Nun, was denkst du, was ich tun soll?« –100
Du schläfst ein. .... –200

Es ist die spezielle Zeit im Monat

Du redest. .... –100
Du redest nicht. .... –150
Du verbringst Zeit mit ihr. .... –200
Du verbringst keine Zeit mit ihr. .... –500
Sie ertappt dich dabei, wie du Spaß mit dir hast. .. Game over!

Anhang 3
Anregungen für Therapeuten

▶ Arbeit mit Paaren

Wie kann man einem Paar helfen, gemeinsam EFT anzuwenden? Nun, es ähnelt der Anleitung, ›richtig‹ Sex zu haben. Zuerst müssen sie Vertrauen zum Therapeuten finden, dann können detaillierte Anweisungen gegeben werden. Abschließend gibt es eine kleine Demonstration. Dabei kann es vorkommen, dass sie das Gelernte übergehen und es auf ihre eigene Weise tun. Viel Gutes geschieht im Verborgenen und ich frage mich oft, was wirklich vor sich geht.

In der Paartherapie mache ich gern eine Sitzung, in der ich EFT an einem ›leichten‹ Thema demonstriere, zum Beispiel mäßiger Angst, leichten Schmerzen. Das ist das Vorspiel, um dann in die dunklen Regionen der Energiestörung einzudringen. Manchmal unterrichte und beurteile ich die Beiden auch einzeln. EFT bringt Spaß in die Therapie und kann einen Partner, der anfangs nicht zu den Sitzungen kommen wollte, motivieren. Die Voraussetzungen für eine gründliche Sitzung sind schnell geschaffen: ein engagiertes Paar, der gute Wille, ein grundlegendes Verständnis der Probleme und Wissen über EFT verbunden mit der ermutigenden Erfahrung, wie entspannend und beruhigend es wirkt. Ein Paar ohne diese Voraussetzungen hat mit oder ohne EFT eine holprige Strecke vor sich.

Wenn EFT in der Paartherapie vermittelt wird, ist es von Bedeutung, den Aspekt von Beziehung, das Auskommen mit anderen Menschen herauszustreichen, weil EFT sonst nur eine Methode ist, ein Trick.

Der Therapeut muss EFT organisch in seine Paartherapie integrieren. Wesentlich für EFT ist hier, dass es von dem Paar *ge-*

meinsam angewendet wird, weil sie es sonst trotz guter Absichten nur benutzen, um sich Erleichterung zu verschaffen, und dann alles weitere vergessen.

Wenn wir in gutem Rapport sind, können beide Partner intensiv arbeiten. Mein Ziel ist, das Paar eine Stunde lag alles Relevante klopfen zu lassen. Im Folgenden gebe ich Beispiele, wie man vorgehen kann.

- Beide klopfen das Thema, ganz gleich, wer von beiden die Empfindung oder den Gedanken aufgebracht hat. Das kann fortlaufend gemacht werden, wenn nötig mit gelegentlich wiederholtem Setup-Satz.
- Jeder von beiden kann die Verletzung und die negativen Gefühle klopfen, die mit ihrer gemeinsamen Situation verbunden sind.
- Ein Partner kann den anderen beklopfen. Entweder gebe ich die Sätze vor oder sie finden sie selbst. Die Partner können sich auch gleichzeitig gegenseitig beklopfen.

» *Ich akzeptiere mich voll und ganz, auch wenn...*

Allgemeine Aussagen (Setup):

» *du nicht nett zu mir bist.*
» *ich dich liebe.*
» *du mir weh tust.*

Geständnisse (beide klopfen)

» *Ich liebe dich, trotz allem, was ich getan habe / du getan hast / wir getan haben.*

Durchlüftung (beide klopfen)

» *Ich kann es nicht ertragen, wenn...*
» *Du tust mir weh, wenn...*

Besondere Beachtung eines Familien- oder Herkunftsproblems

- *Du behandelst mich genau wie...*

Das Negative übertreiben (wenn der Therapeut guten Rapport zu beiden hat)

- *Du bist der schlechtere Partner.*
- *Deine Probleme sind größer als meine.*

Polaritäten und Paradoxa (gemeinsam sprechen)

Die widersprechenden Aussagen können mit jedem Klopfpunkt gewechselt werden.

- *Ich liebe dich. / Ich hasse dich.*
- *Es ist deine Schuld / meine Schuld / unsere Schuld.*
- *Ich gebe dir die Schuld. / Ich gebe dir nicht die Schuld.*
- *Du tust mir weh. / Ich tue dir weh. / Wir tun einander weh.*
- *Du bist nicht perfekt. / Ich bin perfekt. / Ich bin nicht perfekt.*

Die Wirkung kann dramatisch sein und das Gezänk über Recht und Unrecht kann aufhören. Es vermittelt auch das Gefühl, gehört und verstanden zu werden, wenn der Partner über das gemeinsame Problem sprechen kann, während beide klopfen. Ich habe dann viel weniger zu schlichten. Obwohl sie das Problem von verschiedenen Seiten erfahren, fühlen sich beide durch EFT entspannt und sind nicht so auf Rechtfertigungen oder das Urteil des Therapeuten fixiert. Das gewohnte Thema, das Spiel, der Kampf des Paares kann sich ändern. Der Heileffekt durch die Verwendung von Polaritäten ist wundervoll und intensiv. Ich weiß nicht warum, aber die Erfahrung zeigt, dass es sehr wirksam ist, das Negative offen darzulegen.

Es ist ein rührender Anblick für mich, wenn sich ein zerstrittenes Paar gegenseitig das Gesicht klopft.

▶ Spezielle Paar-Methoden

Paar-Methoden können als *Einzeln, Gemeinsam* oder *Beteiligt* kategorisiert werden.

Die Einzelmethode ist am Anfang einer Sitzung hilfreich, wenn schwierige Probleme aufkommen. Die Gemeinsam-Methode hilft, das Problem gemeinsam auf natürliche Weise anzupacken. Und die Beteiligt-Methode eignet sich für das Ende einer Sitzung, wenn Irritationen, Missgunst und die blockierenden Überzeugungen bearbeitet sind, von denen der Kampf und das Unglücklichsein eines zerstrittenen Paares geschürt werden.

Den Rahmen der Sitzung bilden Freundschaft, gesunder Menschenverstand und das gegenseitige Annehmen in einer Beziehung. Wenn therapeutisches Aufdecken als fokussierende Modalität hinzukommt, kann der Therapeut als neutraler Beobachter Bezugspunkt für Überzeugungen sein, die sich in die Sitzung drängen und sie durchdringen.

Kontinuierliches Klopfen (EFT) ist ein wesentlicher Teil. Es hilft dir, an den Verletzungen zu arbeiten, die von deinem Partner angerührt werden. Verhaltensmuster werden aufgelöst. Und Erste Hilfe ist es obendrein. Beliebige Punkte können geklopft werden, ob aus der kurzen Sequenz oder mit Punkten der Hand* in beliebiger Kombination.

Mit etwas Übung sind alle Klopf-Methoden ideal zur Selbsthilfe geeignet, weil sie den verurteilenden Verstand umgehen.

▶ Einzeln

Während der eine Partner mit dem Therapeuten (über den anderen) spricht, kann der klopfen, weil er in die Geschichte verwickelt ist. Dabei ist es nicht nötig, dass er Sätze spricht, es dient vielmehr der Entspannung und Beruhigung.

*s. S. 170, 171

Wenn es in einer Sitzung zu Beschuldigungen oder Vorwürfen kommt, sollte der Angesprochene klopfen, um in seiner Mitte zu bleiben.

Gemeinsam

Beziehungsprobleme sind gemeinsame Probleme, deshalb finde ich, sie sollten auch gemeinsam geklopft werden. Wenn beispielsweise ein Partner

- anklagt
- beschuldigt
- kritisiert
- beichtet
- bettelt

kann der andere die Gefühlsreaktionen, die das bei ihm auslöst, schweigend klopfen. Dann muss an dieser Stelle nichts gesagt und nicht reagiert werden. Das hilft dem ersten Partner, sich angehört zu fühlen, statt zu streiten oder zu kämpfen, was vorhersagbare Reaktionen und Gegenreaktionen auslösen würde. So können sich die Partner selbst helfen, aus der Trance des Problems aufzuwachen.* Der zweite Partner fungiert als Spiegel für das Unbehagen, bleibt aber ruhig und nicht reaktiv, bis er an die Reihe kommt, sich mit EFT zu helfen.

Beteiligt

Diese Methode sollte nur eingesetzt werden, wenn das Paar hinreichend entspannt ist und sich die Probleme in Grenzen halten. Typischerweise stellt sich in einer Sitzung eine besinnliche Pause ein und der Stoff ist am Ende kühler als am Anfang. Wenn der richtige Zeitpunkt gekommen ist, klopfen die Partner abwechselnd. Es hat keine Eile.

*s. Wolinsky: Trances People Live

Der Zauber von EFT in der Beziehungsarbeit kann durch einfache Methoden herausgestrichen werden.

- Wenn er sich entschuldigen, etwas wieder gutmachen oder etwas Wichtiges sagen will, klopft sie fortwährend die Punkte auf seiner Hand, während er spricht. »Er« und »sie« können natürlich vertauscht werden. Die Partner sehen sich dabei in die Augen und der Beklopfte schweigt.
- Wenn die Denk- und Sprecharbeit in einer Sitzung getan ist, lass beide gleichzeitig schweigend die Gesichtspunkte des Anderen klopfen. Dabei senden sie sich in Gedanken die größte Liebe und die besten Wünsche, die sie füreinander empfinden. Das ist eine sehr wirksame Suggestion.

Hierbei kommt es sehr darauf an, wie gut der Therapeut sein Schweigen einsetzen kann. Zunächst kann er einen Partner auffordern zu sagen, was ihm wirklich am wichtigsten ist oder was er bislang nicht sagen konnte, dann führt er hauptsächlich ohne Worte durch Nicken, Lächeln oder kleine Gesten, bis das Paar seine Arbeit beendet hat.

Ein zerstrittenes Paar wird intuitiv seine guten Versprechen mit tiefen Gefühlen erneuern, solange es noch ein bisschen guten Willen und Respekt gibt. Sie werden das tiefe Gefühl einer Liebe wachrufen, die den Verstand links liegen lässt.

Weil viele konträre und schwierige Gefühle durch die Hilfe von EFT ausgesöhnt werden, weinen beide häufig und erleben eine tief gehende positive Veränderung in ihrem Verständnis. Das ist gelebte Akzeptanz. Die Bühne für die sich anschließende Beziehungsarbeit ist bereitet.

Anhang 4
SET

▶ Simple Energy Techniques (SET) sind eine Sammlung einfacher und benutzerfreundlicher Energie-Methoden, die wesentliche Erleichterung bei vielen emotionalen und einigen körperlichen Problemen bringen können. Sie sind einfach auszuführen und bringen doch tief greifende Ergebnisse. Viele der Methoden und Strategien, die in SET verwendet werden, basieren auf den Emotional Freedom Techniques (EFT), der Thought Field Therapy (TFT) und anderen Methoden der Energetischen Psychologie und sind von uns* modifiziert worden. SET hat aber Elemente, die sich von den anderen Methoden völlig unterscheiden.

Die Hauptkomponente von SET ist ein einfacher Prozess, in dem die Energie-Meridianpunkte stimuliert werden, um emotionales und körperliches Leiden als Ausdruck von Problemen zu lindern. Dazu wird normalerweise auf Punkte geklopft, die Punkte können aber auch gerieben werden. Außerdem wenden wir ein fortwährendes Klopfen zur Tonisierung der Energie an.

Das fortwährende Klopfen ist das wesentliche Element von SET, das es auch von EFT und TFT unterscheidet. Außerdem werden bei SET fast nie Setup- oder Erinnerungssätze verwendet.

Bei SET werden die selben Energiepunkte wie bei EFT und TFT (s. Abbildung) stimuliert. Hinzu kommen ein Punkt auf dem Kopf und zwei am Handgelenk, wie sie der Akupunkteur Dr. Michael Gandy lehrt.

▶ SET in Therapie und Beratung

Wir vermitteln eine Form fortwährenden Klopfens. Der Klient und der Therapeut klopfen während einer Sitzung ununterbrochen

*dem Autor und Steve Wells

auf Meridianpunkte, selbst wenn sie kein spezifisches Problem beklopfen, sondern nur im Gespräch sind. Wir sind der Meinung, die gesteigerte Stimulierung der Meridiane ist ein Schlüsselfaktor für bessere Resultate, und wir empfehlen, in jeder Sitzung so viel wie möglich zu klopfen.

Neben dem Klopfen der Punkte an Oberkörper und Hand mit der dominanten Hand lehren wir auch, die Fingerpunkte mit dem Daumen derselben Hand zu klopfen. Das ist leicht, macht nicht müde, lässt sich einfach in den Tagesablauf integrieren und kann auch in der Öffentlichkeit, zum Beispiel unter dem Tisch oder auf dem Rücken, gemacht werden. Wir beziehen den Punkt am Ringfinger mit ein, der bei EFT und TFT nicht benutzt wird.

Jede blockierende Überzeugung, jeder Gedanke oder jedes Problem, das sich nicht verändert, wird als »das nächste Problem« geklopft. Wenn wir keine Resultate bekommen, versuchen wir, den blockierenden Gedanken oder die Überzeugung herauszufinden, und beklopfen sie. Normalerweise können wir dann weitermachen.

Wir fordern unsere Klienten auf, alles zu fokussieren, »was immer du wahrnimmst«, ob emotional (Gedanken, Überzeugungen, Erinnerungen, Sorgen), oder körperlich (Gefühle, Intensitäten, Körperstellen), und dabei zu klopfen.

Während wir die Bedeutung sehen, spezifisch zu sein, also Aspekte des Problems zu fokussieren und systematisch daran zu arbeiten, um Linderung zu erlangen, sehen wir auch den Wert nicht-spezifischen Arbeitens. Dabei wird Linderung erreicht, indem einfach nur das Meridiansystem stimuliert wird, auch ohne Fokus auf ein/das Problem. Deshalb empfehlen wir die kontinuierliche Stimulierung der Meridiane, um eine umfassende Tonisierung der Körperenergie zu bewirken. Wir erzielen damit unverhältnismäßig positive Resultate.

Wir haben herausgefunden, dass die Punkte genauso gut gerieben wie geklopft werden können. (vgl. Dr. John Diepolds

»Touch and Breathe«-Methode). Besonders in der Öffentlichkeit ist es unauffälliger, die Punkte zu reiben als zu klopfen.

Wir raten unseren Klienten auch, bei jeglicher Routine zur Problemlösung einfach kontinuierliches Klopfen hinzuzufügen, ohne dabei zu viel zu denken. Abgesehen von der wohltuenden Wirkung auf das Energiesystem, kann das Klopfen die Muster schlechter Angewohnheiten oder zwanghafter Gedanken und Verhaltensweisen unterbrechen.

Wenn wir auf den Verstand (Gedanken) konzentriert sind und es scheint nicht voranzugehen, wechseln wir zum Körper und umgekehrt.

▶ SET zur Selbsthilfe

Fokussiere das emotionale oder körperliche Problem und klopfe einfach auf irgendwelche Punkte, egal in welcher Reihenfolge, bis du Erleichterung verspürst. Wenn du es lieber magst, kannst du auch reiben oder die Punkte halten. Sorge nur dafür, dass du die Meridiane stimulierst. Die Reihenfolge der Punkte ist nicht so wichtig, doch es scheint notwendig, mindestens drei bis vier verschiedene Punkte in die Behandlung einzubeziehen.

Auch ohne ein spezifisches Problem zu fokussieren, kannst du ohne Unterbrechung Punkte klopfen. Das scheint eine heilsame Tonisierung des Energiesystems zu bewirken. Es funktioniert selbst dann, wenn du dich nicht auf etwas Spezifisches konzentrierst – obwohl es ideal ist, spezifisch zu sein –, oder wenn du nicht weißt, was genau das Problem ist. Ein Teil von dir weiß es.

Wann immer möglich, stimuliere deine Meridiane, ohne dich darum zu sorgen, was du sagen oder tun sollst. Die, die das täglich tun, berichten, dass ihr Optimismus und ihre positiven Energien nach einer Weile ansteigen, während sich ihr Stress vermindert.

Wir denken, dass hinreichende Meridianstimulation vielleicht eine Veränderung im Nervensystem verursacht und sich die Probleme deshalb nicht festsetzen können.

Wir schlagen vor, andauerndes Klopfen mit anderen Gewohnheiten zu verbinden, es beispielsweise beim Fernsehen, Telefonieren oder Spazierengehen tun. Mach es zu einer nützlichen Gewohnheit.

Beginn nicht erst mit dem Klopfen, wenn schon ein Problem da ist. Wenn du anhaltend klopfst, vielleicht eine halbe bis eine Stunde täglich, vermehrst du deine positive Energie und verminderst automatisch deinen Stress.

Es ist auch gut, wenn du fokussierte Sitzungen machst, wobei es dein Ziel ist, die spezifischen Aspekte deines Problems zu identifizieren und sie durch Energiestimulierung aufzulösen. Wenn es dir allein schwer fällt, Teile des Problems zu identifizieren, zieh in Erwägung, mit jemandem zusammenzuarbeiten.

Lass deine Gedanken und Gefühle fließen, während du klopfst. Akzeptiere alle Gedanken und Gefühle und erlaube auch negativen Gedanken hochzukommen, doch klopfe sie dann.

Nach einer Klopfsequenz oder wenn du eine Veränderung bemerkst, nimm einen tiefen Atemzug.

Bei komplexen Problemen, die sich nicht verändern, und besonders bei nicht diagnostizierten körperlichen Problemen solltest du einen professionellen Therapeuten oder Arzt konsultieren.

▶ Klopfpunkte in SET und EFT

Die EFT-Punkte sind in der Reihenfolge nummeriert, wie sie üblicherweise geklopft werden. Die Zusatzpunkte (Gammut-, Handkanten- und Wunder Punkt) sind mit Großbuchstaben gekennzeichnet. Die bei SET zusätzlichen Punkte tragen kleine Buchstaben.

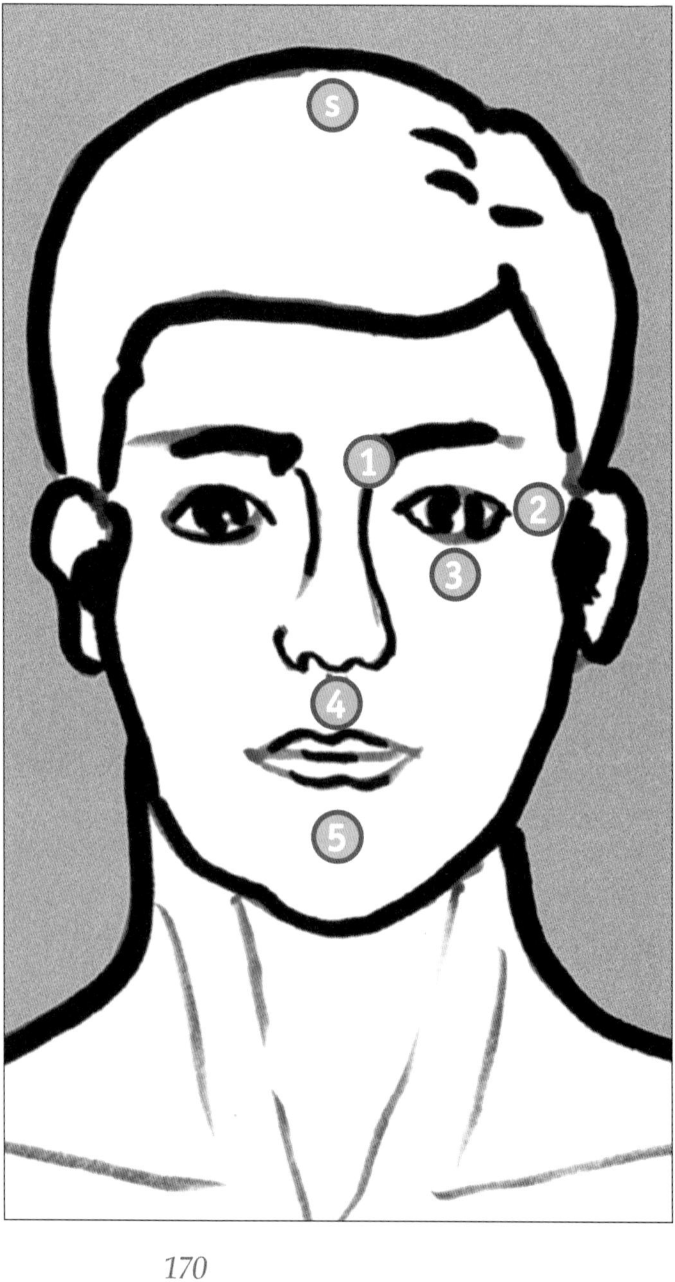
S
1
2
3
4
5

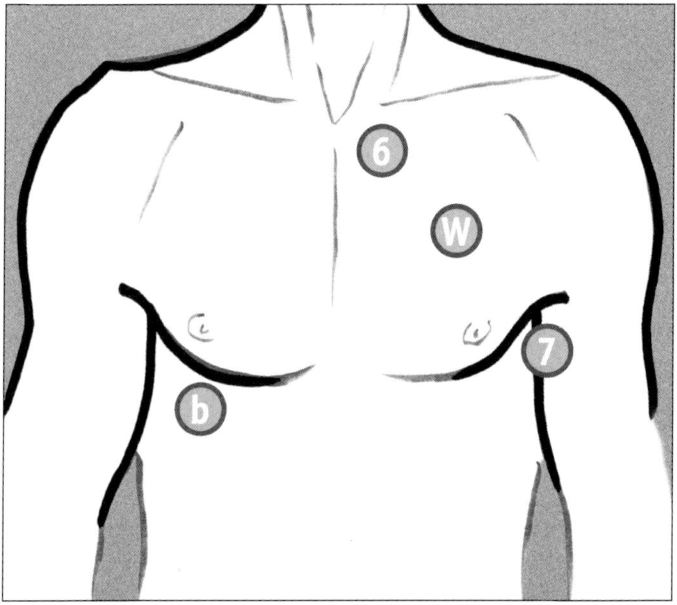
6
W
7
b

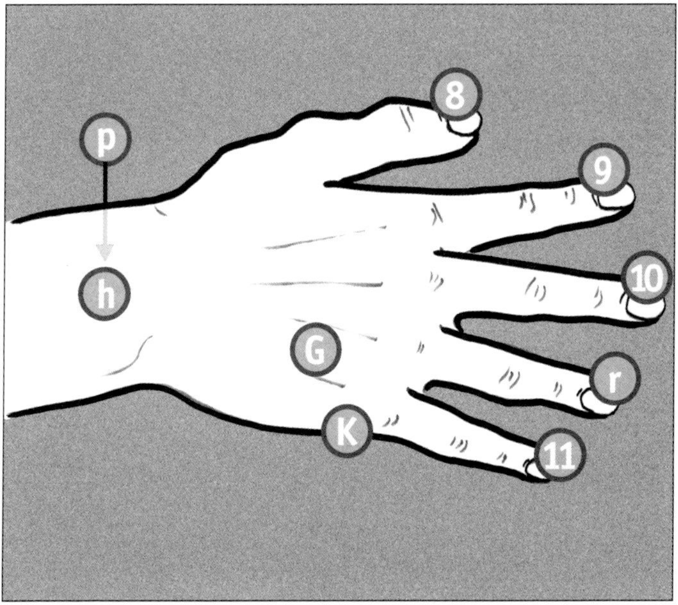
8
p
9
h
10
G
r
K
11

s Scheitel
1 Augenbraue
2 Seite des Auges
3 unter dem Auge
4 unter der Nase
5 Kinn
6 Schlüsselbein
7 unter dem Arm
b unter der Brustwarze
W Wunder Punkt
p inneres Handgelenk
h äußeres Handgelenk
8 Daumennagel
9 Zeigefinger
10 Mittelfinger
r Ringfinger
11 kleiner Finger
G Gamutpunkt
K Handkantenpunkt

▶ SET-Prozess

Klopfe sieben bis zehn Mal auf jeden der gezeigten Punkte, während du dich auf das Problem konzentrierst.

Falls danach noch negative Intensität übrig ist oder wenn andere Probleme in deinen Gedanken auftauchen, überprüf deine emotionelle Intensität und wiederhole die Sequenz. Lass nicht locker und mach dir klar, dass Probleme mehrere Aspekte haben können, die alle einzeln behandelt werden müssen, um sie völlig aufzulösen.

Weitere Informationen

Homepage des Autors
www.eftdownunder.com

Homepage von Gary Craig
www.eftuniverse.com

Andere energetische Methoden
www.besetfreefast.com
www.unstressforsuccess.com

Provokative Therapie
www.provocativetherapy.com
www.provocativetherapy.co.uk

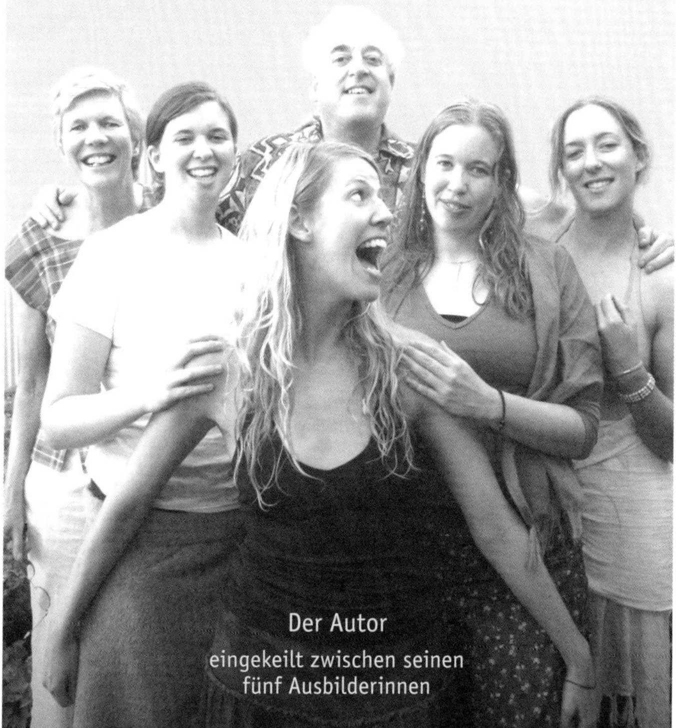

Der Autor
eingekeilt zwischen seinen
fünf Ausbilderinnen

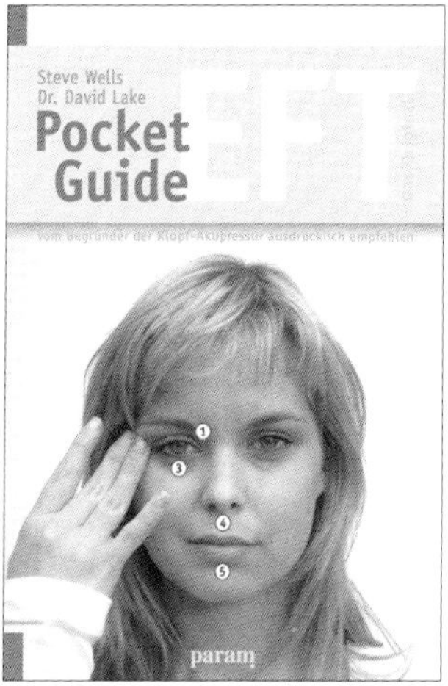

Steve Wells; Dr. David Lake
Pocket-Guide EFT
128 Seiten
ISBN 978-3-88755-265-7

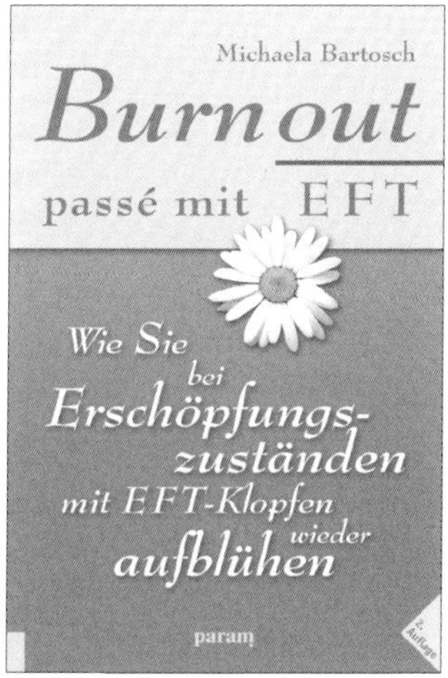

Michaela Bartosch
Burnout passé mit EFT
Wie Sie bei Erschöpfungszuständen mit EFT-Klopfen wieder aufblühen
168 Seiten; ISBN 978-3-88755-261-9

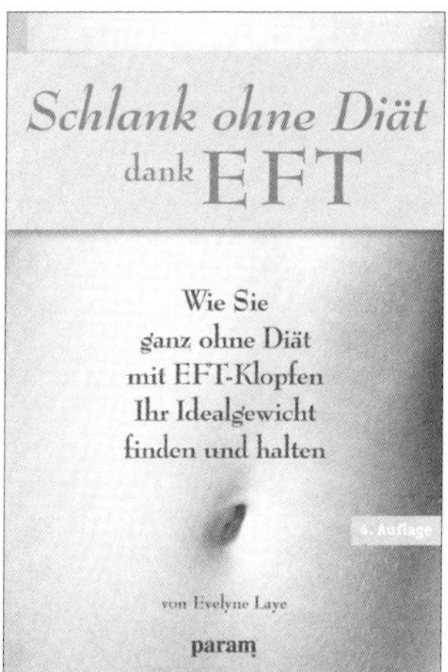

Evelyne Laye
Schlank ohne Diät dank EFT
Wie Sie ganz ohne Diät mit EFT-Klopfen Ihr Idealgewicht finden und halten
128 Seiten; ISBN 978-3-88755-262-6

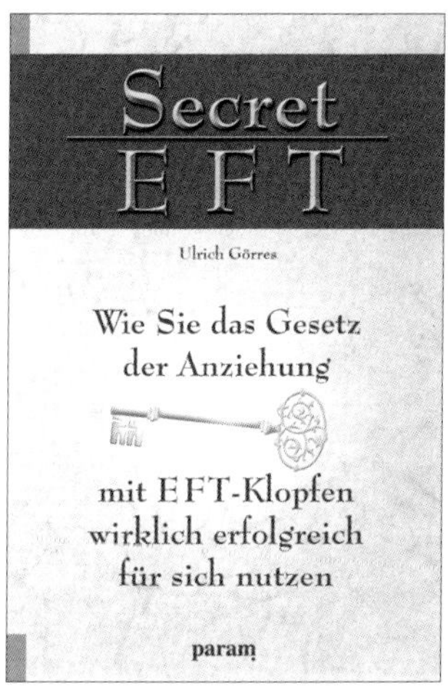

Ulrich Görres
Secret E F T
Wie Sie das Gesetz der Anziehung mit EFT-Klopfen wirklich erfolgreich für sich nutzen
128 Seiten; ISBN 978-3-88755-264-0

detaillierte Informationen und weitere Titel: www.param-verlag.de

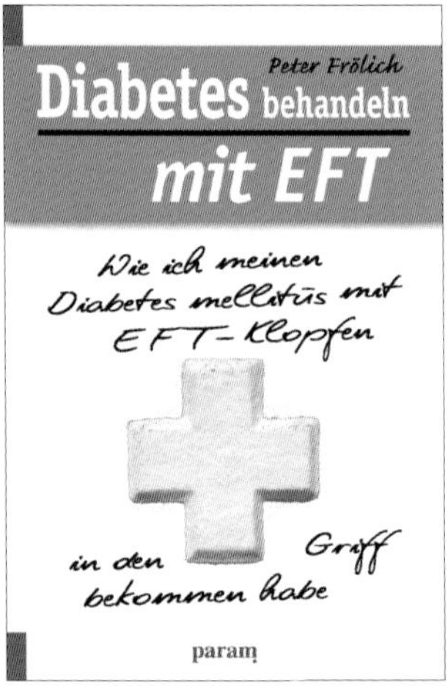

Peter Frölich

Diabetes behandeln mit EFT

Wie ich meinen Diabetes mellitus mit EFT-Klopfen in den Griff bekommen habe

128 Seiten; ISBN 3-88755-259-6

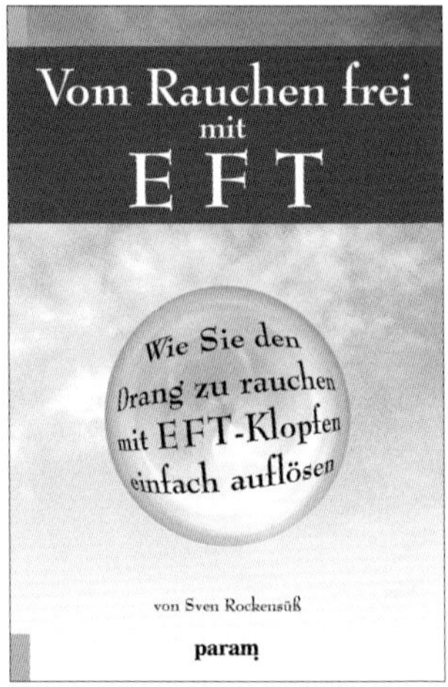

Sven Rockensüß

Vom Rauchen frei mit EFT

Wie Sie den Drang zu rauchen mit EFT-Klopfen einfach auflösen

128 Seiten; ISBN 978-3-88755-263-3

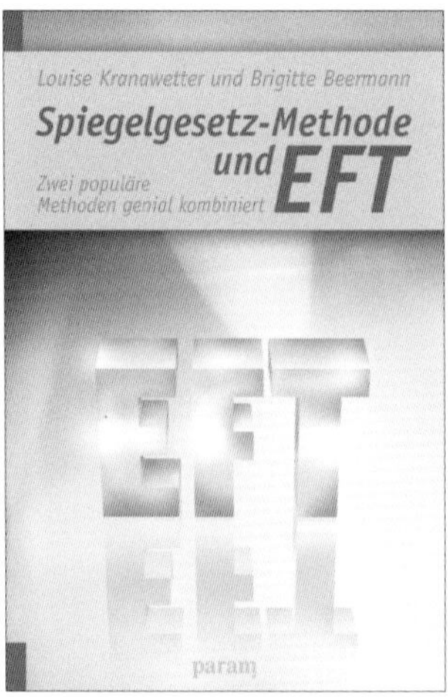

Louise Kranawetter und Brigitte Beermann

Spiegelgesetz-Methode und EFT

Zwei populäre Methoden genial kombiniert

128 Seiten; ISBN 978-3-88755-238-9

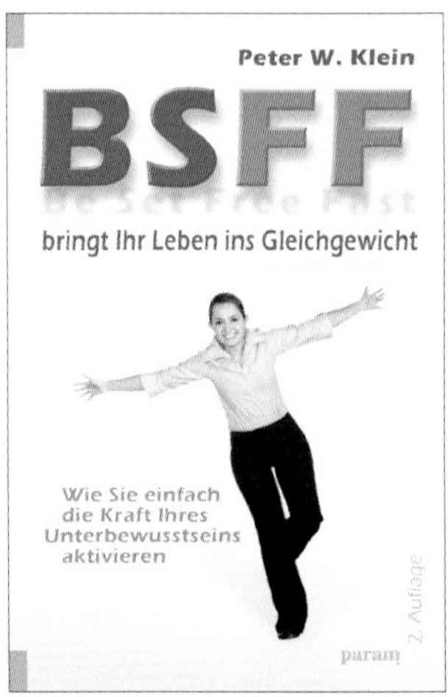

Peter W. Klein

BSFF bringt Ihr Leben ins Gleichgewicht

168 Seiten, Festeinband

ISBN 978-3-88755-260-2

detaillierte Informationen und weitere Titel: www.param-verlag.de